Meinolf Bachmann

Andrada El-Akhras

Lust auf Abstinenz

Ein Therapiemanual bei Alkohol-, Medikamenten- und Drogenabhängigkeit

Meinolf Bachmann
Andrada El-Akhras

Lust auf Abstinenz

Ein Therapiemanual bei Alkohol-, Medikamenten- und Drogenabhängigkeit

Mit 48 Arbeits- und Infoblättern

Springer

Dr. phil. Meinolf Bachmann, Psychologischer Psychotherapeut
LWL Kliniken, Bernhard-Salzmann-Klinik
Im Füchtei 150
33334 Gütersloh
E-Mail: Meinolf.Bachmann@web.de

Dipl.-Psych. Andrada El-Akhras
Lippische Nervenklinik Dr. Spernau
Waldstraße 2
32105 Bad Salzuflen

ISBN 978-3-540-89225-0 Springer Medizin Verlag Heidelberg

Bibliografische Information der Deutschen Nationalbibliothek
Die Deutsche Nationalbibliothek verzeichnet diese Publikation in der Deutschen Nationalbibliografie; detaillierte bibliografische Daten sind im Internet über http://dnb.d-nb.de abrufbar.

Springer Medizin Verlag
springer.de

Planung: Renate Scheddin
Projektmanagement: Renate Schulz
Lektorat: Volker Drüke, Münster
Layout und Einbandgestaltung: deblik Berlin
Satz: Fotosatz-Service Köhler GmbH – Reinhold Schöberl, Würzburg

SPIN: 80044899

Gedruckt auf säurefreiem Papier 2126 – 5 4 3 2 1

Vorwort

Während unserer Arbeit mit alkohol-, medikamenten- und drogenabhängigen Patienten stand immer wieder die Frage im Mittelpunkt, wie es möglich ist, dauerhaft »zufrieden abstinent« zu leben. Vor diesem Hintergrund entwickelten wir in stetiger Zusammenarbeit mit Patienten die in diesem Buch zusammengestellten Arbeitsblätter. Die kürzeren Therapiezeiten machen ein, vom Anfang bis zum Ende der Behandlung, inhaltlich gezieltes und strukturiertes Vorgehen erforderlich. Um dies zu realisieren, wählten wir folgende Vorgehensweise: Anhand der jeweiligen suchtspezifischen Themen wurden zentrale Fragestellungen im Rahmen von Projekten und offenen Beantwortungen erarbeitet. Itemsammlungen erfolgten mit Hilfe der Patienten und im ständigen Austausch mit therapeutischen Mitarbeitern sowie Fachpflegeschülern für Suchterkrankungen und Studierenden der Fachhochschule für Sozialarbeit. Ihnen allen gilt unser Dank.

Die so entstandenen ersten Entwürfe/Fassungen wurden mehrfach erweitert und modifiziert. In den Arbeitsmaterialien wird noch immer nach weiteren Anregungen und bisher nicht genannten Sachverhalten gefragt, was eine ständige Weiterentwicklung und Verbesserung des Materials gewährleistet. Es wurde eine E-Mail-Adresse angegeben, damit auch Sie – die Leser – uns über Ihre Arbeitsresultate informieren können.

Um die Arbeitsblätter und Fragebögen in ein Gesamtkonzept einzubetten, wird zu Beginn ein kurzer Überblick über das Bild der Erkrankung, die Entstehungsgeschichte und mögliche Ursachen gegeben. Das Manual stützt sich auf die im ersten Kapitel erklärten theoretischen Ansätze und ist integrativ, schwerpunktmäßig kognitiv-verhaltenstherapeutisch orientiert. Um sowohl Betroffene als auch Behandelnde anzusprechen, wurde eine möglichst klare, eingängige Sprache verwendet. Das so entstandene Handbuch wurde in der Entzugs- bzw. Entwöhnungsbehandlung einzel- und gruppentherapeutisch von insgesamt sieben Therapeuten (fünf Psychologen bzw. Psychologinnen und zwei Sozialarbeiterinnen) über mehrere Jahre praktisch eingesetzt.

Ein Leben ohne Suchtmittel ist ja für jeden erfahrbar. Der Titel »Lust auf Abstinenz« weckte bei uns das Bedürfnis, ein »Selbstexperiment« durchzuführen, um die idealisierte Zielsetzung dieser Aussage zu erproben. Wir machten dabei vielfältige positive Erfahrungen mit der Abstinenz und erkannten, wo für uns selbst »Rückfallgefahren« lauerten.

Ein besonderer Dank geht an die Diplom-Sozialarbeiterin/Suchttherapeutin (VDR) Anita Obeloer für die geduldige und kollegiale Unterstützung sowie Herrn Klaus Ipse für seine Hilfe bei der Textgestaltung. Den Mitarbeitern des Springer-Verlages Renate Scheddin (Programmplanung), Renate Schulz (Projektmanagement) und Volker Drüke (Lektorat) danken wir besonders herzlich für die vielfältigen Anregungen und Ideen zur Fertigstellung des Buches.

Meinolf Bachmann und Andrada El-Akhras
Gütersloh und Bad Salzuflen, im April 2009

Inhaltsverzeichnis

1 Einleitung

In diesem **Arbeitsheft** sind Informationen und **Aufgabenmaterialien zur Psychotherapie** von substanzgebundenen Abhängigkeitserkrankungen zusammengestellt. Dieses Kapitel bietet einen kurzen Überblick bezüglich der (theoretischen) Annahmen zur **Entstehung und Therapie substanzgebundener Abhängigkeiten**. Er stellt eine Grundlage dafür dar, die Arbeitsmaterialien sinnvoll in einen größeren Zusammenhang einzuordnen. Die Unterlagen dienen zur Vorbereitung auf Therapien, als Aufgabenstellungen und Gesprächsgrundlage in Selbsthilfegruppen, Beratungsstellen und stationären oder teilstationären Einrichtungen. Sie strukturieren von Beginn bis zum Ende den Behandlungsablauf, stellen ein Gesamtkonzept dar und finden in Einzel- und Gruppenverfahren Anwendung. Teilweise überschneiden sich Fragestellungen, die eher im ambulanten oder stationären Bereich anzusiedeln sind. Wenn eine Trennung möglich ist, sind die Unterschiede gekennzeichnet. Es ist jedoch zu berücksichtigen, dass in der Suchttherapie Übergänge fließend sind: Zum einen werden Patienten aus ambulanter Behandlung und Selbsthilfegruppen auf stationäre Therapien vorbereitet, zum anderen kehren Patienten nach einer abgeschlossenen stationären Therapie in die Nachsorge dorthin zurück. Vom Erstkontakt bis hin zur Nachsorge bilden die unterschiedlichen Institutionen ein Netz bzw. eine Behandlungskette. Gesundheitsämter, Ärzte oder soziale Dienste von Betrieben vermitteln Suchtkranke in Beratungsstellen, Kliniken und Selbsthilfegruppen. Die während der Therapie aufrechterhaltenen Kontakte zwischen Entsendestellen und Behandlungsstätten garantieren eine optimale Wiedereingliederung und Nachbetreuung, so dass Behandlungserfolge längerfristig stabilisiert werden.

Die Arbeitsmaterialien umfassen die Zeit des Entzugs und der Entwöhnung, beziehen die Gefahr des Therapieabbruchs ein und betonen die Bedeutung einer konsequenten Therapieplanung. Das Suchtmodell, das Motivation, Krankheitseinsicht und Therapie der Ursachen berücksichtigt, ist dabei zentral. Darauf folgen Aufgabenstellungen zum Thema Beziehungen, insbesondere Partnerschaft, sowie zum Erkennen und Äußern von Gefühlen und deren Zusammenhänge mit dem Suchtverhalten. Eine häufige Ursache von Konflikten ist der Umgang mit Geld, und eine frühzeitige Auseinandersetzung mit finanziellen Problemen ist angezeigt. In den letzten Jahren hat sich die Suchtforschung intensiv mit der Rückfallverhütung und den suchtspezifischen neurobiologischen Veränderungen des so genannten Belohnungssystems im Gehirn auseinandergesetzt. Wie ist die Abstinenz dauerhaft zu sichern, und wie sind Risiken frühzeitig zu erkennen? Abhängigkeit bedeutet, viele andere Dinge nicht zu tun. Um ein suchtfreies Leben zu verwirklichen, sind in vielfältiger Weise Alternativen zum Suchtverhalten aufzubauen. So wird der »Stellenwert« des Suchtverhaltens im Belohnungssystem drastisch reduziert. Nicht der Verzicht steht im Vordergrund der Betrachtung, sondern die Vorteile der Abstinenz oder sogar die »Lust auf Abstinenz«. Ziel ist es, an vielen anderen Lebensaspekten wieder Interesse und Freude zu gewinnen. Zudem ist eine gewisse Wachsamkeit aufrechtzuerhalten, da Rückfallrisiken dauerhaft fortbestehen.

Es hat sich als sinnvoll erwiesen, Arbeitsdurchgänge in verschiedenen Therapiephasen zu wiederholen, um Einsichten zu vertiefen und sich intensiv um die Umsetzung geplanter Vorhaben zu bemühen. Die Arbeitsmaterialien bieten die Grundlage für eine gründliche Auseinandersetzung mit den Suchterlebnissen und geplanten Veränderungen.

Das Heft ist so gestaltet, dass nach einer Einführung in das jeweilige Thema Aufgaben zu bearbeiten und dann die Ergebnisse häufig mit vorgegebenen Lösungen oder Arbeitsergebnisse anderer Patienten zu vergleichen sind. Falls Ihnen eine Aufgabenstellung unklar bleibt, ist »Blinzeln« nach den Lösungen erlaubt. Scheuen Sie nicht davor zurück, Fragen zu Aufgaben zu stellen, Kritik zu üben und Ergänzungsvorschläge zu machen. Die Therapeuten und Autoren sind für jede Anregung dankbar. Nutzen Sie die E-Mail-Adresse, um mit uns zu kommunizieren. Weitere wichtige Grundsätze für den Umgang mit diesem Arbeitsheft sind:

- Möglichst viele Menschen mit einbeziehen: Alleine schafft es keiner!
- Lösen der Aufgaben, z. B. in kleinen Gruppen (ca. 3–5 Personen), und dabei laut denken. Das »Durchsprechen« ist schon ein wichtiges Ziel an sich. Größere Gruppen (ca. 10–12 Personen) eignen sich dazu, in die jeweilige Thematik einzuführen und das gemeinsame Arbeitsergebnis (z. B. auf einer »Wandzeitung«) darzustellen und zu diskutieren.
- Langsames und gründliches Durcharbeiten.
- Wiederholen der Aufgaben in verschiedenen Therapiephasen.
- Korrekturen und Ergänzungen an vorherigen Ausarbeitungen vornehmen.

Keine Angst vor schriftlichen Aufgaben! Es sind jeweils nur Stichworte nötig. Dabei kommt es nicht auf die Rechtschreibung oder eine schöne Schrift an. Falls es Probleme beim Lesen bzw. Schreiben gibt, sind andere bestimmt behilflich.

Dieses Therapiebegleitheft ist stark praxisorientiert gestaltet. Dies hat nicht zur Folge, dass andere Fachliteratur überflüssig ist. Es ist empfehlenswert, sich einen größeren Überblick über die vorhandene Literatur zu den Theorien zum Krankheitsbild und therapeutischen Vorgehen zu verschaffen. Vorschläge und Hinweise dazu sind im Literaturverzeichnis vorhanden.

An dieser Stelle müssen wir betonen, dass Psychotherapie keine notwendigen medizinischen Maßnahmen ersetzen kann. Entzugs- bzw. Entgiftungsmaßnahmen sollten immer unter medizinischer Kontrolle geschehen. Generell hat eine Abklärung gesundheitlicher Begleiterscheinungen und Folgen der Suchtkrankheit stattzufinden.

Der nachfolgende Aufsatz gibt einen kurzen fragmentarischen (nicht auf Vollständigkeit abzielenden) Überblick bezüglich der (theoretischen) Annahmen zur Entstehung und Therapie stoffgebundener Abhängigkeiten. Er stellt eine Grundlage dar, die Arbeitsmaterialien sinnvoll in einen größeren Zusammenhang einzuordnen.

1.1 Theoretischer Überblick

In der **kleinen Gruppe oder für eine stille Einzelarbeit**: Unterstreichen Sie, was Ihnen wichtig erscheint, und machen Sie Fragezeichen, wo Sie etwas nicht verstanden haben. Haben Sie keine Scheu, falls Sie etwas nicht verstehen (etwa Fremdwörter), nachzufragen, andere um Hilfe zu bitten!

Dieser Text soll dazu dienen, die nachfolgenden Arbeitsmaterialien in einen größeren Zusammenhang einzuordnen. Die weitere Vorgehensweise in diesem Therapiebegleitheft gestaltet sich dann wesentlich »praktischer«. Es sind überwiegend konkrete Projekte und Aufgabenstellungen zu bearbeiten.

In den westlichen Industrienationen stellt die **Alkoholabhängigkeit** bei Männern die häufigste und bei Frauen nach Angststörungen die zweithäufigste psychische Erkrankung dar (Wittchen et al. 1992). Einer repräsentativen Studie im Auftrag des Bundesministeriums für Gesundheit zufolge (Kraus u. Bauernfeind 1998; Bühringer u. Kraus 1999) sind etwa 3% der erwachsenen Bevölkerung in Deutschland (1,5 Mio.) als alkoholabhängig einzustufen und weitere 5% (2,4 Mio.) als Alkoholmissbraucher. Zusätzlich besteht bei etwa 4–5% aufgrund häufig verordneter Arzneimittel ein erhöhtes Suchtpotenzial. Psychotrope (psychisch wirksame) Arzneimittel wie z. B. Schlafmittel und Tranquilizer vom Benzodiazepin- und Barbitursäure-Typ, zentral wirkende Schmerzmittel, kodeinhaltige Medikamente oder auch Psychostimulanzien sind rezeptpflichtig. Ein recht hoher Anteil dieser Mittel – Schätzungen gehen bis zu einem Drittel – wird nicht wegen der diagnostizierten Probleme, sondern aufgrund einer hohen Gewöhnung und zur Vermeidung von Entzugserscheinungen eingenommen (Glaeske u. Janhsen 2002; Hoffmann u. Glaeske 2006). Anzunehmen ist, dass in Deutschland ca. 1,4 Mio. Menschen von Medikamenten mit Suchtpotenzial abhängig sind, und zwar 1,0–1,1 Mio. Menschen von Benzodiazepin-Derivaten und etwa weitere 300.000 von anderen Arzneimitteln. Andere Schätzungen gehen von bis zu 1,9 Mio. **Medikamentenabhängigen** aus (Soyka et al. 2005).

Das Risiko einer Abhängigkeit von Benzodiazepinen und anderen Hypnotika/Sedativa steigt ab dem 40. Lebensjahr stark an. Es sind doppelt so viele Frauen von einer Medikamentenabhängigkeit betroffen wie Männer. Stimulanzien werden hingegen vermehrt von jüngeren Patienten eingenommen, wobei ein mittleres Alter von 26,6 Jahre festzustellen war (Elsesser u. Sartory 2001). Die Zahl der **Abhängigen illegaler Drogen** (im Alter von 18–59 Jahren) in Deutschland beläuft sich auf ca. 300.000. Weitere Ergebnisse des Epidemiologischen Suchtsurveys (Kraus et al. 2005) ergaben, dass der Konsum von Cannabis, Amphetaminen, Ecstasy und Kokain/Crack der 18- bis 39-Jährigen von 1986 bis 2003 signifikant gestiegen ist. In der Stichprobe wurden 1,1% als cannabisabhängig und 0,1% als kokainabhängig eingestuft. Der zunehmende Gebrauch illegaler Drogen ist vor allem auf einen zwischenzeitlichen Anstieg des Cannabiskonsums zurückzuführen. Neuere Trendbeobachtungen sprechen eher für eine Stabilisierung des Konsums illegaler Drogen (Kraus et al. 2008).

Die Frage, wie häufig in Deutschland lebende Migranten (über 7 Mio. Ausländer, 5 Mio. Aussiedler) von einer Suchterkrankung betroffen sind, kann aufgrund unzureichender Informationen bisher nur anhand von Schätzungen beantwortet werden. Diesen zufolge entspricht der Anteil abhängiger Migranten (ca. 3–5%) etwa dem der deutschen Bevölkerung (Baetz 2002). Aus diesem Grund müssen Sprachprobleme im Therapieangebot berücksichtigt werden.

1.2 Diagnosekriterien

Für die Diagnose einer Substanzabhängigkeit sind, angelehnt an die ICD-10 (Diagnosekriterien) der Weltgesundheitsorganisation (Dilling et al. 1991), die in der Übersicht aufgeführten Kriterien anzuwenden, wobei mindestens drei der Kriterien innerhalb des jeweils vergangenen Jahres gleichzeitig vorhanden gewesen sein müssen.

Diagnosekriterien für eine Abhängigkeit nach ICD-10

- Starker Wunsch oder eine Art innerer Zwang, psychotrope (psychisch wirksame) Substanzen zu konsumieren.
- Verminderte Kontrollfähigkeit bezüglich des Beginns, der Beendigung und der Menge des Konsums.
- Körperliches Entzugssyndrom bei Beendigung oder Reduktion des Konsums, nachgewiesen durch die substanzspezifischen Entzugssymptome oder durch die Einnahme derselben oder einer nahe verwandten Substanz, um Entzugssymptome zu mildern oder zu vermeiden.
- Nachweis einer Toleranz: Um die ursprünglich durch geringere Dosen erreichten Wirkungen hervorzurufen, sind größere Mengen des Suchtmittels erforderlich.
- Fortschreitende Vernachlässigung anderer Vergnügen oder Interessen zugunsten des Substanzkonsums; erhöhter Zeitaufwand, die Substanz zu beschaffen, zu konsumieren oder sich von den Folgen zu erholen.
- Anhaltender Substanzkonsum trotz Nachweis eindeutiger schädlicher Folgen, wie z. B. Leberschädigung in Folge starken Substanzkonsums oder Verschlechterung kognitiver Funktionen (z. B. Konzentrations- und Gedächtnisstörungen).

Eine Faustregel lautet (Lindenmeyer 2005a): Abhängig ist, wer den Konsum einer psychisch wirksamen Substanz nicht beenden kann, ohne dass unangenehme Zustände körperlicher oder psychischer Art eintreten, oder wer den Konsum des Suchtmittels nicht einstellen kann, obwohl er sich oder anderen immer wieder schweren Schaden zufügt.

1.3 Entzugssyndrom (F1X3)

Das Entzugssyndrom (Syndrom = Ansammlung bestimmter Symptome) ist, wie beschrieben, ein Kriterium des Abhängigkeitssyndroms. Liegt diagnostisch eine Abhängigkeit vor, ist grundsätzlich auch ein Entzugssyndrom als Diagnose in Betracht zu ziehen. Das psychische und körperliche Erscheinungsbild ist abhängig von der konsumierten Substanz. Die ICD-10 definiert daher neben allgemeinen Diagnosekriterien für das Entzugssyndrom substanzbezogene Kriterien, z. B. für Alkohol, Sedativa/Hypnotika und Opiode. Die Symptome sind in der Regel zu beobachten, wenn eine psychotrope Substanz wiederholt, über einen längeren Zeitraum oder in hoher Dosierung konsumiert wurde. Sie zeigen sich nicht nur nach völligem Absetzen der Substanz, sondern bereits nach relativem Entzug, also einer Reduktion der Einnahme. Das Entzugssyndrom ist immer eine zeitlich begrenzte Störung. Neben körperlichen Symptomen (z. B. Zittern, Schweißausbrüche, Übelkeit und Wahrnehmungsstörungen) sind oft psychische Störungen (z. B. Angst, Depression oder Schlafstörungen) vorhanden. Eine Besserung der Symptome ergibt sich bei erneutem Substanzkonsum.

Diagnosekriterien für das Entzugssyndrom F1X3 nach ICD-10

- Nachweis des Absetzens oder Reduzierens einer Substanz nach wiederholtem und meist lang anhaltendem Konsum in hoher Dosierung oder auch nur nach Konsum großer Mengen.
- Symptome und Anzeichen, die den bekannten Merkmalen eines Entzugssyndroms der betreffenden Substanz(en) entsprechen.
- Nicht durch eine vom Substanzgebrauch unabhängige körperliche Krankheit zu erklären und nicht besser auf eine andere psychische oder Verhaltensstörung zurückzuführen.

Als Komplikation des Entzugssyndroms können z. B. Krampfanfälle oder delirante Zustände (Entzugssyndrom mit Delir F1X4) auftreten. Die Diagnose sollte in diesem Fall durch den Schweregrad der Störung gerechtfertigt sein. Je nach konsumierter Substanzklasse können unterschiedliche Entzugserscheinungen auftreten.

1.4 Erklärungsmodelle

Es existieren keine einheitlichen Störungsmodelle für die Entstehung und Aufrechterhaltung substanzgebundener Abhängigkeiten. Ein bio-psycho-sozialer Erklärungsansatz scheint am ehesten geeignet zu sein, die Entstehung und Aufrechterhaltung von Alkoholabhängigkeit und anderen substanzgebundenen Abhängigkeiten zu beschreiben. In einem Teufelskreismodell (■ Abb. 1.1) geht Küfner (1981) davon aus, dass die positive Wirkung einer spannungslösenden und/oder euphorisierenden Substanz jeweils von unterschiedlichen negativen Folgen (psychisch, körperlich, sozial) begleitet ist, die wiederum, um diese zu lindern, ein erhöhtes Verlangen nach der Substanz begünstigen. **Positive Wirkungen** sind z. B. Entspannung, Beruhigung

bzw. Anregung (aufputschend). **Negative Folgen** des Konsums können beispielsweise sein:
- negatives Selbstbild/Selbstwertgefühl (psychisch),
- Entzugserscheinungen, gesundheitliche Beschwerden (körperlich),
- Partnerschaftsprobleme, soziale Konflikte, Beschaffungsprobleme (sozial).

Der Suchtmittelkonsum mit der erleichternden sowie entspannenden Wirkung auf der einen Seite und die Bekämpfung der negativen Konsequenzen des Konsums auf der anderen halten sich so gegenseitig aufrecht und verstärken sich gegenseitig. Ein Anstieg der negativen körperlichen, psychischen und sozialen Folgeschäden wird wiederum mit einer erhöhten Dosis des Suchtmittelkonsums beantwortet.

1.4.1 Intrapsychische Erklärung

Psychisch wirksame Substanzen können in **Abhängigkeit von Situationen** und **persönlichem Befinden** in unterschiedlicher Weise den psychischen Zustand beeinflussen, also **enthemmend/stimulierend** oder **dämpfend/beruhigend** wirken. So kann sich in einer Gemeinschaft die Kontaktfähigkeit des Einzelnen verbessern, sich die Geselligkeit erhöhen und dadurch schließlich das Gefühl zunehmen, dazuzugehören. Unter Einfluss von Alkohol und anderen Substanzen kann das Wohlbefinden bei Festen und sonstigen Zusammenkünften steigen, und es fällt leichter, aus sich herauszugehen, selbstbewusster aufzutreten, eine gute Stimmung zu entwickeln, gleichzeitig Sorgen und Nöte zu vergessen (Beck et al. 1997). Es entwickeln sich alltägliche Rituale, zu bestimmten Tageszeiten eine beruhigende/dämpfende Wirkung (z. B. zum Feierabend) zu suchen und zu anderen Tageszeiten einen aufputschenden/stimulierenden Effekt zu erzielen, etwa wenn die höchste Leistungsanforderung zu erwarten ist. Je nach Substanz droht eine recht schnelle Gewöhnung, eine Toleranzveränderung kommt hinzu, die eine Dosissteigerung zur Folge hat, um die gleiche erwartete Wirkung hervorzurufen. In ähnlicher Weise lassen sich psychisch verändernde Substanzen einsetzen, von Konflikten und Problemsituationen abzulenken und sich z. B. vor unbewältigten Erfahrungen aus der Vergangenheit zu schützen – mit der Gefahr, in eine Abhängigkeit zu geraten.

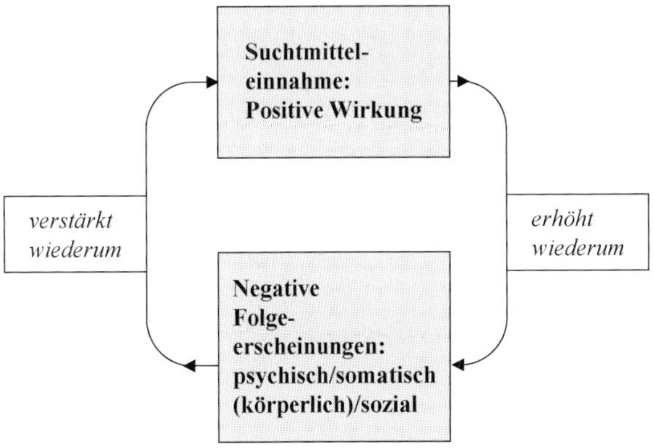

Abb. 1.1. Teufelskreismodell. (Mod. nach Küfner 1981)

1.4.2 Rückfallverhütung

Ein großer Teil der Forschung in der Suchttherapie konzentriert sich auf die Prävention von Rückfällen. Das **Suchtverhalten kann nicht geheilt**, sondern nur zum **Stillstand** gebracht werden, da das Suchtgedächtnis nicht vollständig »löscht«. Die Gefahr des Rückfalls besteht deshalb nach einer Therapie fort. Insbesondere kurz nach dem Therapieende ist die größte Unsicherheit vorhanden, Gelerntes auf die reale Lebenssituation zu übertragen. Es gibt verschiedene Modelle und wissenschaftliche Erkenntnisse, wie Rückfälligkeit entsteht und zu verhindern ist (Marlatt 1985; Bachmann 1999; Lindenmeyer 2005a; Körkel u. Schindler 2003; Meyer u. Bachmann 2005). Hier gibt es kaum Unterschiede zwischen den Suchtformen. Die Ursachen sind vielfältig und reichen vom »Leichtsinn« bis zu schwierigen »Problemsituationen«. Ein wichtiger Grundsatz lautet, dass die Abstinenz nur beibehalten wird, wenn sie letztlich einen Vorteil darstellt. Es geht bei der Rückfallprävention weiterhin darum, **persönliche Gefahrensituationen** zu erkennen und dafür **Bewältigungsstrategien** zu erarbeiten. Eine intensive Auseinandersetzung mit diesen Themen ist obligatorisch. Dem Modell von Marlatt zufolge entsteht eine Rückfallrisikosituation vor allem durch einen »unausgewogenen Lebensstil« (z. B. schlechte Balance zwischen Anspannung und Entspannung) und »scheinbar irrelevante Entscheidungen«, durch die es zu einer »unbewussten« Annäherung an das Suchtverhalten kommt. Negative Empfindungen, die aus einem unausgewogenen Lebensstil resultieren, rufen Bedürfnisse nach zusätzlichem Ausgleich und innerem Gleichgewicht hervor. Die Gefahr ist groß, dabei auf im »Suchtgedächtnis« gespeicherte Möglichkeiten zurückzugreifen und erneut das Suchtmittel zu konsumieren. Oft sind es erste Annäherungen in Richtung Suchtverhalten (z. B. zielloses Umhergehen oder Aufsuchen von Orten, an denen Suchtmittel beschafft wurden), die die Hemmschwelle senken, das Suchtmittel wieder zu sich zu nehmen. Eine »Selbsttäuschung« über die Möglichkeit, es bei einer kleinen Menge zu belassen, erleichtert oft den ersten Schritt.

1.4.3 Verhaltensmodell (Konditionierungsmodell)

Dieser Ansatz betont vor allem die »belohnende« Wirkung des Suchtmittels und die damit in Verbindung stehenden Lernerfahrungen, z. B. mehr Selbstvertrauen zu haben und gut gelaunt zu sein (= positive Verstärkung). Aber auch der Wegfall bzw. die Linderung von unangenehmen Gefühlszuständen (depressive Verstimmungen, Ängste) und Schmerzen (= negative Verstärkung) spielt eine große Rolle. Aufgrund der positiven Erfahrungen (»Wenn ich Alkohol trinke, fühle ich mich besser«) kommt es zur erneuten Einnahme (Lernen durch positive Konsequenzen; Elsesser u. Sartory 2001).

Wodurch entstehen aber diese belohnenden Wirkungen? Die Substanzen beeinflussen den Botenstoffhaushalt des Gehirns. Körpereigene »Glückshormone« (z. B. Endorphine, Dopamin) sind u. a. in einem kleinen, aber sehr bedeutsamen Teil des Gehirns aktiv: dem **Belohnungszentrum**. Es steuert die emotionale Befindlichkeit des Menschen, belohnt mit guter Laune und Schwung bei der Bewältigung täglicher Aufgaben. Das Belohnungszentrum ist sozusagen der Sitz aller Lust- bzw. Unlustgefühle des Menschen. Bei Ausfall dieses Systems hätten wir zu nichts mehr Lust, nicht einmal zur Nahrungsaufnahme oder Sexualität. Wird ein Suchtmittel eingenommen, entsteht ein »Chaos im Kopf« durch den Überschuss an »Glückshormonen«, man fühlt sich z. B. euphorisiert, aktiv, enthemmt. Beim Abbau der Substanz entsteht schließlich ein Mangel, und unangenehme Nebenwirkungen treten auf. Bei häufiger Suchtmitteleinnahme produziert der Körper immer weniger eigene »Glückshormone«, und dies hat zur Folge, dass die Nebenwirkungen zunehmen. Um sich schnell wieder besser zu fühlen, greift man wieder zum Suchtmittel. Durch den anhaltenden und **regelmäßigen Konsum** entstehen **grundlegende Veränderungen im Gehirn**, man spricht in diesem Zusammenhang auch von dem so genannten **Suchtgedächtnis**. Es merkt sich, in welcher Situation, in welcher Umgebung, bei welchen Gefühlszuständen etc. (Dinge, die mit der Suchtmitteleinnahme verknüpft/konditioniert sind) Alkohol bzw. Drogen oder abhängig machende Medikamente eine bestimmte angenehme Wirkung hatten. Bei Aktivierung des Suchtgedächtnisses werden die unerwünschten Nebenwirkungen ausgeblendet, und stattdessen treten die positiven Erfahrungen hervor (Lindenmeyer 2005b). Es wird angenommen, dass das Suchtgedächtnis (auch nach langer Zeit der Abstinenz) nicht erlischt, »blitzschnell« ein starkes Verlangen (»Craving«) nach dem Suchtmittel auftreten und einen Rückfall initiieren (hervorrufen) kann.

Wie ist es möglich, auf anderem Weg das Belohnungszentrum zu aktivieren? Auch andere als **angenehm empfundene Verhaltensweisen** regen den Belohnungsschaltkreis an, z. B.:
- Erfolgserlebnisse in Schule/Beruf,
- »gute« Gespräche,
- befriedigende Beziehungen,
- Bewegung,
- Sport treiben,
- funktionale Problem- und Stressbewältigungsstrategien,
- eigene Gefühle benennen und ausdrücken,
- Musik hören, Musizieren,
- Tanzen, Schauspielen,
- Singen.

Hierbei sind selbstverständlich individuelle Neigungen und Bedürfnisse zu berücksichtigen.

Der Weg aus der Abhängigkeit bedeutet, an vielen anderen Lebensaspekten wieder Interesse und Freude zu haben. Gute Vorsätze und Absichten sind in die Tat umzusetzen, um alternative Verhaltensweisen aufzubauen, die die belohnende Wirkung der Substanz durch den Effekt von positiv wirksamen Verhaltensweisen ersetzen und das Suchtgedächtnis sozusagen »überschreiben«. Nur so ist es möglich, die Prozesse im Gehirn langfristig zu verändern und die Abstinenz nicht dauerhaft als unangenehmen Verzicht zu erleben. Eine allgemeine Regel lautet, dass es sich am besten abschalten und entspannen lässt, wenn man sich auf etwas anderes stark konzentriert.

Exkurs

Die belohnende Wirkung von Substanzen wurde z. B. in Tierversuchen ermittelt: Tiere lernten für die Verabreichung bestimmter Substanzen zu »arbeiten«. So lernten sie, einen Hebel zu betätigen, wenn sie direkt danach Opiate injiziert bekamen (= positive Verstärkung). Aber auch eine dopaminerge (Dopamin = Botenstoff, u. a. im Belohnungszentrum) Aktivierung scheint eine belohnende Wirkung zu haben. Die belohnende Wirkung führt dazu, dass die Substanz häufiger oder in der Folge auch mit höherer Dosis eingenommen wird. Dementsprechend sollten psychische Probleme zur erhöhten Einnahme von Substanzen führen, die eine vorübergehende Linderung unangenehmener Zustände bewirken. Depressive weisen während klinisch depressiver Episoden (Phasen) einen erhöhten Substanzmissbrauch auf (Hasin et al. 1985).

▼

Auch situative Reize spielen eine Rolle. O'Brien et al. (1975) stellten fest, dass der Tod bei Drogeneinnahme nicht so sehr durch eine Überdosis entsteht, sondern häufiger dadurch, dass die Droge in einer ungewohnten Umgebung eingenommen wurde. Untersuchungen an Tieren (Siegel 1976) deuten ebenfalls darauf hin, dass eine Umgebung, die mit der Suchtmitteleinnahme assoziiert ist (Klassische Konditionierung), auch zu höherer Toleranz führt (die Wirkung ist abgeschwächt). Solche Prozesse spielen vermutlich schon auf dem Rezeptorniveau bei Substanzabhängigkeit und Konsumgewohnheiten eine wichtige Rolle.

Während eine **genetische Disposition** am Alkoholismus (höhere Alkoholverträglichkeit) weitgehend nachgewiesen ist, besteht keine einheitliche Meinung zwischen klinischen Forschern hinsichtlich der Erblichkeit von Faktoren, die zur Abhängigkeit von anderen Substanzen beitragen. Ein bestimmtes Persönlichkeitsbild, das ein Suchtverhalten wahrscheinlich macht, wurde bisher nicht gefunden.

1.5 Suchtkranke in Behandlung

Die Entwöhnungsbehandlung wird möglichst in Gruppen durchgeführt. Nur so können die Patienten wichtige Erfahrungen austauschen:
- wie Abstinenz zu erreichen ist,
- welche Empfindungen dabei zu verarbeiten sind,
- welche Alternativen sie zum Suchtverhalten entwickelt haben,
- wie die Krankheitseinsicht und Akzeptanz gefördert werden kann,
- wie der Abstinenzwunsch gefestigt werden kann.

Fortgeschrittene Patienten haben für neue Gruppenmitglieder wichtige Vorbildfunktionen, sich zu öffnen, sich ohne Vorbehalte mit der Suchtproblematik auseinanderzusetzen und Scham- und Schuldgefühle (suchtspezifische Abwehrhaltungen) zu bewältigen. Sowohl die Gruppen- als auch zusätzliche Einzel- und Familientherapie bieten vielfältige Möglichkeiten, die (multifaktoriellen) Ursachen der Krankheitsentwicklung einzusehen, notwendige Änderungen in Einstellungen und im Verhalten einzuleiten, um damit eine **dauerhafte Stabilisierung** des Patienten und eine **zufriedene Abstinenz** zu erreichen.

Es ist keine Frage, dass eine Krankheit immer mit einem möglichst geringen persönlichen und ökonomischen Aufwand zu behandeln ist. Dieser allgemeine Grundsatz macht jedoch die Entscheidung für Betroffene und Behandelnde aus ambulanten (z. B. Hausarzt, Gesundheitsämter, ärztliche Ambulanzen, Sucht- und Sozialberatungsstellen, Selbsthilfegruppen) und stationären Einrichtungen (z. B. psychiatrische Akutbehandlung, Fachkliniken für Suchtkranke, teilstationäre Angebote) nicht einfacher, die individuell richtige Therapieform zu wählen.

Die unterschiedlichen Institutionen bilden eine Behandlungskette, durch die Entgiftungen, umfassende Entwöhnungstherapien, die notwendige Vorbereitung und Beantragung eines stationären Aufenthalts sowie längerfristige Nachbetreuungen gewährleistet sind. Was für eine frühzeitige Kontaktaufnahme mit einer stationären Einrichtung spricht, ist in der Übersicht angeführt.

Bedingungen einer frühen Kontaktaufnahme mit einer stationären Einrichtung
- Es ist eine stationäre Entgiftung angezeigt.
- Örtlich sind keine weitergehenden ambulanten Behandlungsmöglichkeiten zur Entwöhnung gegeben.
- Ambulante Therapieversuche sind gescheitert.
- Es ist ein »Schutzraum« notwendig, weil das soziale Umfeld zu schwierig ist.
- Es liegen starke psychische oder soziale Notlagen vor.

1.6 Das Suchtmodell und die therapeutischen Schlussfolgerungen

Nur schwerpunktmäßig unterscheiden sich die Therapieziele und Behandlungsschritte ambulanter und stationärer Einrichtungen. In der ambulanten Behandlung ergibt sich die Schwierigkeit, einen Suchtkranken überhaupt erst an die **Annahme von Hilfe heranzuführen**, dann den Kontakt aufrechtzuerhalten und das Abstinenzziel in der **realen Lebenssituation** zu bewerkstelligen, mit den dort zahlreich vorhandenen Suchtauslösern. Möglichst früh sind die Angehörigen in die Therapie einzubeziehen, was in erheblichem Maße zum Erfolg und Durchhalten der Therapie beiträgt. Durch die therapeutischen Rahmenbedingungen (freiwillige Ausgangsbeschränkungen, Suchtmittelkontrollen etc.) gestaltet sich die Anfangsphase der Abstinenz in stationären Einrichtungen zunächst meist einfacher, wobei die Um-

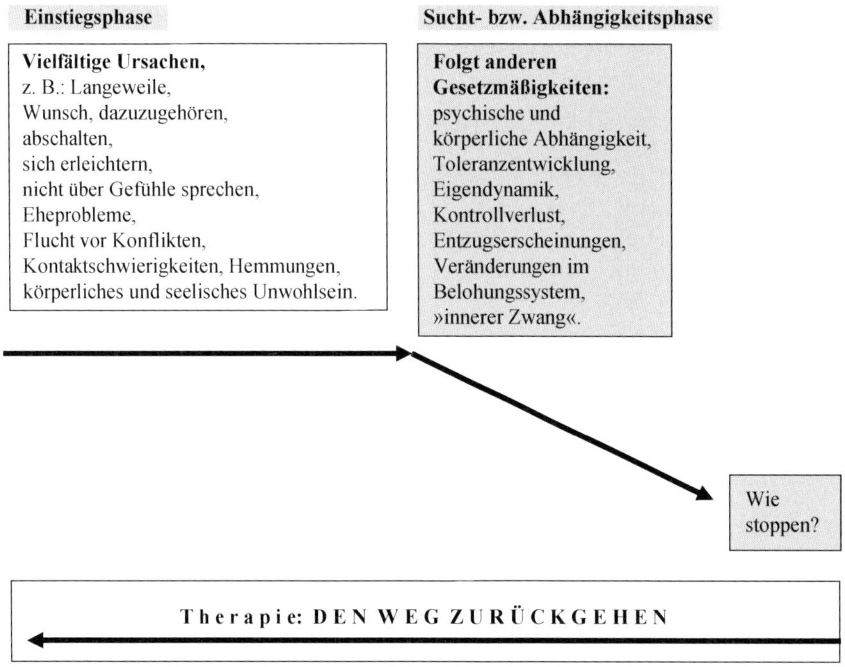

Abb. 1.2. Suchtmodell

setzung in der realen Lebenssituation dann allerdings noch bevorsteht und durch eine ambulante Nachsorge sowie einen regelmäßigen Besuch der Selbsthilfegruppe abzusichern ist. Das **Suchtmodell** (Abb. 1.2), in dem sich die bisherigen Erklärungsansätze integrieren lassen, unterscheidet zwischen Einstiegs- und Suchtphase. Dabei werden Bedingungen der Entstehung (Einstieg) und Aufrechterhaltung (Suchtphase) sowie therapeutische Schlussfolgerungen einander gegenübergestellt.

Beobachtungen zeigen, dass es vielfältige, d. h. **multifaktorielle Ursachen** gibt, die zum Einstieg und zu einem verstärkten Gebrauch suchtgefährdender Substanzen führen. Schon in der **Einstiegsphase** können erhebliche Auffälligkeiten im Verhalten sowie psychische und körperliche Schäden auftreten, obwohl noch keine Abhängigkeit zu diagnostizieren ist. Frühzeitig sollte medizinischer und psychotherapeutischer Rat in Anspruch genommen werden. Therapeutische Bemühungen in dieser Phase zielen darauf ab, Ursachen für den erhöhten Gebrauch einzusehen und zu bearbeiten sowie alternative Verhaltensweisen zu entwickeln – wobei der Konsum von so genannten harten Drogen schon in kleinen Dosen und in kürzester Zeit zur Abhängigkeit führt.

Es ist selbstverständlich, dass bei Drogenkonsum insgesamt nur die Abstinenz Zielsetzung sein kann und Medikamenteneinnahme nur in enger Betreuung durch den Arzt erfolgen soll. Außerdem ist bei verstärktem, aber noch nicht abhängigem Alkoholkonsum, der psychische und körperliche Schäden zur Folge hat, ebenfalls Abstinenz ins Auge zu fassen, um eine Krankheitsvertiefung zu verhindern. Die Einstellung des Konsums dürfte häufig leichter zu verwirklichen sein als ein »kontrollierter« Umgang damit.

In der **Suchtphase** ist das abhängige Verhalten durch einen **Kontrollverlust** bzw. die **Unfähigkeit zur Abstinenz** gekennzeichnet. Der Konsum des Suchtmittels hat eine starke Eigendynamik bekommen, wird durch Entzugserscheinungen aufrechterhalten, was durch die abfallende Linie in der Abbildung 1.2 gekennzeichnet ist. Der Abhängige verspürt einen unwiderstehlichen Drang oder Zwang zum weiteren Konsum. Selbst erhebliche negative gesundheitliche, soziale und psychische Folgeschäden stoppen das Suchtverhalten nicht, verschlimmern es häufig eher noch. Berufliche und häusliche Pflichten, andere Interessen und Verhaltensweisen, die bisher zur Entspannung und zu einem psychischen Ausgleich beigetragen haben, werden stark vernachlässigt. Bei längerem Gebrauch verändern sich die Gehirnprozesse im Belohnungssystem, und das Suchtverhalten übernimmt in starkem Maße die Funktion, für das notwendige positive Befinden zu sorgen.

Unter der Toleranzveränderung wird die Dosis gesteigert. Es entsteht eine psychische und körperliche Abhängigkeit, die dadurch gekennzeichnet ist, dass sich der Suchtmittelkonsum zum zentralen Lebensinhalt entwickelt. **Suchtspezifische Abwehrhaltungen** führen – aus Scham- und Schuldgefühlen heraus – zur Leugnung und Bagatellisierung der Probleme. Häufig ist es nur durch

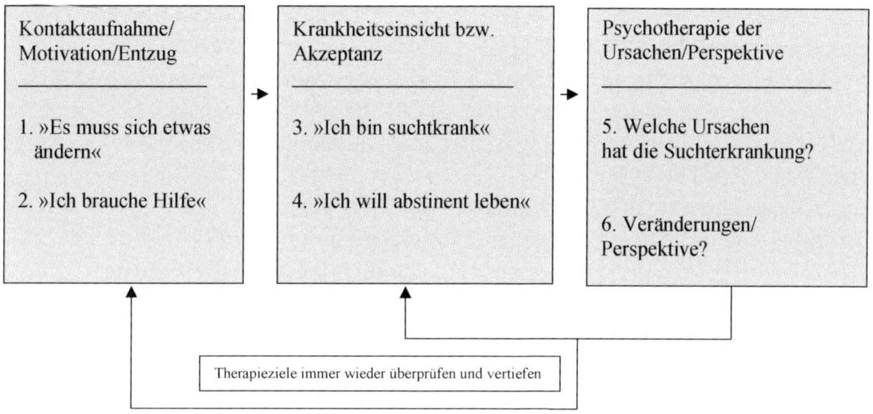

Abb. 1.3. Therapieprozess, in dem die Therapieziele immer wieder zu überprüfen und zu vertiefen sind

eine massive Intervention von anderen möglich, diesen Teufelskreis zu durchbrechen und die Bereitschaft (Motivation) aufzubringen, sich in Behandlung zu begeben.

1.6.1 Therapeutische Schlussfolgerungen

In der Suchttherapie sind die zuletzt gezeigten Symptome als Erstes in die Behandlung einzubeziehen, d. h., die Krankheitsentwicklung wird zurückverfolgt. Diese Überlegungen sind in der Abbildung 1.2 mit dem Ausdruck »Den Weg zurückgehen« beschrieben. Um das Suchtverhalten zu stoppen, benötigt der Suchtkranke Unterstützung und Hilfe von anderen. Ein naher Angehöriger kann z. B. auf das Problem aufmerksam machen und Einsichten des Suchtkranken wie »Ich brauche Hilfe« fördern und bestärken. Außerdem kann er selbst erste Schritte einleiten, indem er z. B. Kontakte zu einem Arzt und Gespräche bei einer Suchtberatungsstelle oder Selbsthilfegruppe aufnimmt. Der Suchtkranke muss die Illusion aufgeben, allein mit der Situation fertigzuwerden. Durch Unterstützung und Förderung der »Hilfe zur Selbsthilfe« verändert der Angehörige das intrafamiliäre System und kann somit auf das Verhalten des Abhängigen Einfluss nehmen. Der Entzug vom Suchtmittel wäre der nächste Schritt (Abb. 1.3). Häufig ist es erst durch die Entgiftung für den Suchtkranken überhaupt möglich, Probleme ausreichend zu erkennen, die daraus resultierenden weiteren Schritte zu akzeptieren und realistisch wahrzunehmen (»nüchterne Erkenntnis«).

Die Motivation zu einer umfassenden Veränderung muss gefördert werden. Eine wachsende **Krankheitseinsicht** bzw. Akzeptanz festigt zunächst die Abstinenz, während dann die nachfolgende Aufarbeitung der ursprünglichen Ursachen der Krankheitsentwicklung und die Entwicklung von alternativen Verhaltensweisen, Änderungen in Einstellungen sowie Lebensumständen eine dauerhafte Stabilisierung zur Zielsetzung haben. Bei der Erreichung der Therapieziele ist eine gewisse Reihenfolge einzuhalten. Es ist wenig sinnvoll, mit dem Patienten an den Ursachen seiner Erkrankung zu arbeiten, wenn dieser eigentlich die Behandlung noch ablehnt, weder Krankheitseinsicht noch Abstinenzwunsch vorhanden sind und keine Entgiftung erfolgt ist. Die unteren Pfeile in der Abbildung 1.3 deuten an, dass es sich bei der Therapie um einen **längerfristigen Prozess** handelt, dessen einzelne Zielsetzungen immer wieder zu überprüfen und zu vertiefen sind. Neben der Erläuterung der einzelnen Behandlungsschritte sind hierzu in den anschließenden Kapiteln beispielhafte Fragestellungen dargestellt, die durch nachfolgende Arbeitsmaterialien vertieft werden.

1.6.2 Motivation

Häufig war es die angedrohte oder schon ausgesprochene Scheidung, der befürchtete Verlust des Arbeitsplatzes, die Ankündigung der Angehörigen, dass anderenfalls die elterliche Wohnung zu verlassen sei, schwere körperliche Folgeschäden oder eine angedrohte Anzeige wegen illegaler Geldbeschaffung, bis endlich der Anstoß zur Einwilligung in eine Therapie gegeben war. Prochaska et al. (1992) teilen den Veränderungsprozess in fünf Phasen ein:
- Präkontemplation: geringste Einsichts- und Veränderungsbereitschaft
- Kontemplation: bereit, über Probleme zu reden, nachzudenken, ohne jedoch praktische Handlungen vorzunehmen
- Vorbereitung: Veränderungen wollen, Hilfe suchen
- Aktiv werden: für Veränderungen entschieden und begonnen, Verhältnisse zu ändern
- Aufrechterhaltung: Veränderungsprozesse weiterführen

Es ist wichtig, darauf zu achten, dass sich Therapeut und Patient im Gespräch auf der gleichen Ebene befinden. Die Motivation des Suchtkranken ist nicht als ein statischer Zustand anzusehen. Der Wunsch, das Suchtverhalten einzustellen, ist zunächst ausreichend, um eine Behandlung zu beginnen. Um Therapieabbrüchen entgegenzuwirken, ist eine möglichst frühzeitige **Kontaktaufnahme zu Bezugspersonen** und deren Einbeziehung in die Therapie anzustreben. Mit folgenden Fragestellungen kann die vorhandene **Motivation** überprüft und gefördert werden:

»Es muss sich etwas ändern«
Leiden Sie unter Ihrem Suchtverhalten? Gab es bisher Behandlungsversuche? Was war der auslösende Anlass, eine Therapie zu beginnen? Was erwarten Sie von der Therapie? Haben Sie den Wunsch, mit dem Suchtverhalten aufzuhören? Hat die Abhängigkeit nahe stehende Personen in Mitleidenschaft gezogen? Finden andere wichtig, dass Sie eine Therapie machen? Hat Sie jemand zur Therapie gedrängt? Fühlen Sie sich durch den ausgeübten Druck verletzt? Stehen Ihre Familie und der Arbeitgeber hinter Ihnen?

»Ich brauche Hilfe«
Schaffen Sie es allein, Ihr Suchtverhalten zu stoppen? Woran merken Sie, dass Sie Hilfe brauchen? Woran sind Ihre eigenen Versuche gescheitert, den Konsum einzustellen? Besteht die Möglichkeit, Ihre Angehörigen bzw. Bezugspersonen in die Behandlung einzubeziehen?

1.6.3 Krankheitseinsicht und Abstinenz

Gerade wenn ein Genesungsprozess erfolgreich eingeleitet ist, gewährleistet die weiterhin vorhandene Krankheitseinsicht die notwendige Bereitschaft und Wachsamkeit, die Abstinenz aufrechtzuerhalten. Die Krankheitseinsicht ist aber – wie die Motivation – kein statischer Zustand. Erste Ahnungen, dass mit seinem Verhalten etwas nicht stimmt, liegen bei dem Betroffenen oft bereits Jahre zurück. Aufkommende Zweifel und Vergleiche (»Andere konsumieren viel schlimmer«) haben gute Vorsätze, mit dem Suchtverhalten aufzuhören, leicht wieder zunichte gemacht. In der Behandlung erlebt es der Patient dann zunächst häufig als Erleichterung, wenn er diesen inneren Kampf aufgibt und sich zur Abhängigkeit bekennt. Er erkennt, dass Verhaltensweisen, die ihm selbst als fremd erschienen, etwa im Zusammenhang mit Lüge, Verheimlichung, Täuschung anderer oder Geldbeschaffung unter Umgehung eigener Wert- und Moralvorstellungen, als Symptome einer Krankheit und Folge des Kontrollverlustes zu sehen sind. Es scheint jedoch das Verhängnis der Suchtkrankheit zu sein, dass schon nach recht kurzer Zeit der Abstinenz keine unmittelbaren Krankheitssymptome mehr zu spüren sind, »nichts mehr wehtut«, kein Leidensdruck mehr vorhanden ist, dadurch die **Krankheitseinsicht** wieder verloren geht, und es somit auch keinen Grund mehr gibt, ganz auf das Suchtmittel zu verzichten. Der dauerhafte Besuch von Selbsthilfegruppen steuert dieser Entwicklung am ehesten entgegen.

»Ich bin suchtkrank«
Haben Sie die Kontrolle über den Alkohol-, Medikamenten-, Drogenkonsum verloren? Welches Ausmaß hat Ihr Suchtverhalten angenommen? Wann und in welchen Situationen konsumieren Sie (morgens, abends, den Tag über verteilt)? Wie hoch war Ihr Konsum (pro Tag/Woche/Monat)? Konsumieren Sie heimlich? Fühlen Sie sich von anderen ertappt? Sind Sie schon einmal von anderen auf Ihr Suchtverhalten angesprochen worden (Ehefrau, Kinder, Arbeitgeber, Umfeld)? Hatten Sie Entzugserscheinungen? Müssen Sie oft an die Einnahme denken? Wenn ja, in welchen Situationen? Haben Sie körperliche Beschwerden? Hat sich Ihr persönliches Umfeld verändert? Welche Auswirkungen hatte das Suchtverhalten auf die Familie, den Beruf? Haben Sie sich auf illegale Weise Geld beschafft? Gibt es Straftaten wegen der Geldbeschaffung? Sind Schulden vorhanden? Können Sie sich als abhängig akzeptieren?

»Ich will abstinent leben«
Was ist für Sie Abstinenz? Können Sie sich vorstellen, auf Dauer abstinent zu leben? Wollen Sie bestimmte Gewohnheiten verändern, um keinen Rückfall zu provozieren? Wie verliefen bisherige Rückfälle, und wie können Sie diese Risiken zukünftig vermeiden? Wollen Sie eine Selbsthilfegruppe besuchen, damit Ihnen bewusst bleibt, dass die Suchterkrankung trotz Abstinenz weiterhin fortbesteht?

Aber nicht das Verzichten (»Ich darf oder will ein bestimmtes Verhalten nicht mehr ausüben«) ist der entscheidende Gesichtspunkt in der Therapie, sondern **attraktive Alternativen** zum ▼

Suchtverhalten zu entwickeln und auf Ressourcen zurückzugreifen, die den Stellenwert des Suchtverhaltens insgesamt stark reduzieren. Nur wenn der Suchtkranke in der Abstinenz einen Vorteil sieht, behält er sie bei.

1.6.4 Psychotherapie der Ursachen und die Perspektive

Damit der Abhängige nicht an den Ausgangspunkt der Problematik zurückkehrt und sich somit eine neue Krankheitsdynamik entwickelt, besteht der nächste Schritt darin, die **weiterhin vorhandenen Ursachen der Krankheitsentwicklung**, wie z. B. Kontaktprobleme, mangelndes Selbstwertgefühl, geringes Selbstvertrauen, intrapsychische Konflikte aus der Kindheit, **aufzuarbeiten**. Es lassen sich bisher nur sehr vage Hypothesen darüber bilden, welche Gründe dafür verantwortlich sind, dass jemand in eine Abhängigkeit geriet, die dann eigenen Gesetzmäßigkeiten folgte. Bisher lassen sich keine Kausalzusammenhänge (Ursache-Wirkung-Beziehung) zwischen Persönlichkeitsauffälligkeiten, biographischen Besonderheiten und der Entstehung von Suchterkrankungen feststellen. Vielmehr ist davon auszugehen, dass die Ursachen der Erkrankung multifaktoriell sind, sowohl Bedingungen (Determinanten) des sozialen Umfeldes (Vorhandensein des Suchtmittels, Peergroup (Bezugsgruppe), Familienbiographie etc.) als auch des Individuums in eine Behandlungsstrategie einzubeziehen sind. Eine sorgfältige sozialanamnestische (sozialen Hintergrund erfassen) und klinisch-psychologische Exploration (gezielte Befragung) und Diagnostik sind deshalb notwendig, um den Patienten bei seiner Ursachenforschung zu unterstützen. Die Frage bleibt z. B. unbeantwortet, ob das Selbstbewusstsein oder Selbstwertgefühl schon vor der Suchtentwicklung oder erst als dessen Folge beeinträchtigt wurde. Unterstützende Fragen beim Herausfinden der **Ursachen** und der entsprechenden Änderungen, lauten:

»Welche Ursachen hat die Suchterkrankung?«
Was müssen Sie künftig konkret anders machen, um auf das Suchtverhalten zu verzichten? Haben Sie das Suchtmittel verstärkt eingesetzt, um Spannungs- und Belastungssituationen (Familie, Beruf) besser zu bewältigen, sich zu betäuben und zu erleichtern? Wie würden Sie Ihr Befinden beschreiben, wenn Sie konsumiert haben? Möchten Sie Ihre Fähigkeiten ausbauen, über belastende Gefühle zu sprechen und mit Konflikten umzugehen? Möchten Sie kontaktfähiger werden? Wie lässt sich dies konkret verwirklichen? Hatten Sie ein besonderes Erlebnis, wodurch Sie (verstärkt) zum Suchtmittel gegriffen haben? Gibt es Dinge in Ihrem Leben, worüber Sie bisher nicht reden konnten und die Sie nicht verarbeitet haben? Gibt es Verhaltensänderungen, neue Interessen, Hobbys und Alternativen, die hilfreich dabei sind, den Stellenwert des Suchtverhaltens insgesamt stark zu reduzieren?

Perspektiven nach der Behandlung
Welche konkreten Persönlichkeitseigenschaften, Verhaltensweisen, Wertvorstellungen und Lebensumstände müssen verändert werden, um dauerhaft auf das Suchtmittel zu verzichten? Was erwartet Sie nach der Therapie hinsichtlich Partnerschaft, Wohnung, Arbeitsplatz, Freunde und Bekannte? Sind weitere Partnergespräche, familientherapeutische Maßnahmen notwendig? Therapeutische Übergangseinrichtung? Nachsorge? Berufliche Rehabilitation? Ambulant betreutes Wohnen?

Der Schwerpunkt liegt darauf,
- Lösungen für Probleme zu finden,
- Verantwortung für sich selbst zu übernehmen,
- an Ressourcen anzuknüpfen statt in einem Defizitdenken zu verharren,
- Steigerung emotionaler und sozialer Kompetenzen.

Um möglichst täglich für Ausgleich und Entspannung zu sorgen, zielen therapeutische Bemühungen darauf ab,
- konkrete Vorhaben zu entwickeln,
- den Tagesablauf sinnvoll zu strukturieren,
- Wochenpläne zu erstellen.

Die Ermöglichung von Höhepunkten (»Highlights«) darf nicht vergessen werden, so dass nicht der »graue Alltag« Einzug hält und die Frage aufkommt: »Was darf ich überhaupt noch?« Nicht da, »wo es wehtut«, geht es lang, sondern dort, wo durch **eigene Initiative** und eine gute Vorausschau Pflichten und eine interessante abwechslungsreiche Tages- und Wochengestaltung in einem ausgewogenen Verhältnis stehen. Ein wichtiger **Schritt aus der Abhängigkeit** besteht darin, durch verändertes Verhalten an vielen anderen

Lebensaspekten wieder Interesse, Spaß und Freude zu haben.

Um dem komplexen Bedingungsgefüge des Suchtverhaltens gerecht zu werden, ist ein integrativer Psychotherapieansatz angebracht (vgl. Sachse 1990; Ferstl u. Bühringer 1991; Grawe et al. 1994). Die nachfolgenden Arbeitsmaterialien haben zum Ziel, die hier aufgeworfenen Fragestellungen zu vertiefen und eine intensive Auseinandersetzung mit den Ursachen und aufrechterhaltenden Bedingungen der Abhängigkeit in Gang zu setzen. Ein großer Schritt ist getan, wenn schon bei der Bearbeitung Interesse und Freude aufkommen und »Lust auf Abstinenz« die Folge ist.

2 Therapiebeginn

Einführung

Rückfälligkeit und Therapieabbrüche sind in der ersten Zeit des Entzugs und der Entwöhnung besonders hoch. Eine offene Auseinandersetzung mit den anfänglich belastenden Gedanken und Empfindungen wirkt erleichternd.

Sucht beeinflusst das Belohnungssystem im Gehirn. Das Suchtverhalten übernimmt die Funktion, für Ausgleich und Entspannung zu sorgen und verdrängt immer stärker andere Verhaltensweisen, die zuvor dazu gedient hatten. Bei Wegfall oder Entzug des Suchtverhaltens kommt es deshalb zu Unwohlsein, Nervosität, Unruhe, Langeweile, Suchtdruck (»Es passiert ja nichts«), weil andere Verhaltensweisen noch nicht ausreichend zur Verfügung stehen, um das Suchtverhalten zu ersetzen und für Ausgleich zu sorgen. Auch nach einer längeren Abstinenzzeit bleiben Suchtstrukturen, das so genannte Suchtgedächtnis, im Gehirn erhalten, wodurch eine Rückfallgefahr fortbesteht. Wir gehen der Frage nach, welche Schlussfolgerungen daraus für die Therapie zu ziehen sind.

Von vornherein ist mit der Gefahr zu rechnen, dass Zweifel an dem Entschluss (Abbruchgefahr) aufkommen, den Schritt zur Behandlung getan zu haben. Schon früher sind Abstinenzversuche daran gescheitert, dass wider der eigenen Erfahrung Gedanken auftraten, es sei noch nicht so schlimm, man schaffe es möglicherweise alleine, der begonnene Schritt sei nicht der richtige, das schaffe man nun anders. Die Wahrscheinlichkeit eines Rückfalls nach dem Abbruch einer Maßnahme ist jedoch sehr hoch.

Es ist daher ratsam, sich frühzeitig Gedanken über die Ziele in der Therapie zu machen, nicht planlos zu handeln, Risiken (z. B. ungeordnete Papiere oder finanzielle Probleme) zu reduzieren und konkrete Vorstellungen von der Zukunft zu entwickeln. Die Therapieziele sollten häufig überprüft, vervollständigt und hinsichtlich ihrer Umsetzung kontrolliert werden. Durch intensive Gespräche und Diskussionen darüber ordnen und vertiefen sich gewonnene Einsichten und Erkenntnisse.

2.1 Die erste Zeit des Entzugs und der Entwöhnung

1. Arbeitsanweisung: Lesen und diskutieren Sie den Text. Unterstreichen Sie für Sie wichtige Stellen und schreiben Bemerkungen an den Rand.

Die erste Zeit des Entzugs und der Entwöhnung ist oft von belastenden Gedanken und Gefühlen begleitet. Häufig wird die Beendigung des Suchtverhaltens zunächst nicht nur als Erleichterung empfunden, sondern gleichzeitig treten eine innere Leere, Langeweile, Ärger, Ängste und depressive Verstimmungen auf, ohne dass manchmal der direkte Zusammenhang zur Entwöhnung gesehen wird. Bedrückende Gedanken entstehen, es bliebe immer so. Nichts kommt zunächst der Wirkung des Suchtmittels, dem Darin-Eingebundensein und den damit verbundenen psychischen Entlastungen und Belastungen gleich. Das Suchtverhalten wurde letztlich zum zentralen Lebensinhalt, der nun abrupt wegfällt.

Je nach Dauer und Intensität der Krankheitsentwicklung kann dieser Zustand mehrere Tage oder einige Wochen dauern. Es gibt kein Patentrezept dafür, die anfänglich schwierige Zeit zu überwinden. Der Unmut äußert sich nicht selten an die Adresse der nächsten Bezugspersonen und Therapeuten. **Ungeduld** kommt auf (»Hier passiert ja nichts, ich trete auf der Stelle, habe mehr erwartet, komme nicht weiter«). Schließlich wird der Entschluss in Frage gestellt, mithilfe dieser Maßnahme etwas zu erreichen.

Die Zusammenhänge zu verstehen, woher die unangenehmen Gefühlszustände kommen, kann schon in gewisser Weise beruhigen, und so entsteht die Gewissheit, dass diese anfänglichen Probleme ein Ende haben. Die **fortschreitende Zeit** der Entwöhnung und der damit verbundene zunehmende Abstand vom Suchtverhalten sind schon wichtige Faktoren, um den unangenehmen Zustand zu überwinden.

Es sollte jedoch nicht passiv abgewartet werden. Vielmehr kann durch eigenes Aktivsein die Entwöhnung beträchtlich erleichtert und beschleunigt werden. Dabei ist es entscheidend, erleichternd und entspannend wirkende Verhaltensweisen wiederzubeleben oder neu aufzubauen. Diese sollten zugleich möglichst wenig Gemeinsamkeiten mit dem alten Suchtverhalten aufweisen.

Eine sehr günstige Alternative zum Suchtverhalten ist, intensive Gespräche über die belastenden Gefühlszustände zu suchen. Am besten kann man abschalten und entspannen, wenn man sich stark auf andere Tätigkeiten konzentriert.

Erfahrungen zeigen, dass es keinen Vorteil bringt, krampfhaft den Gedanken an das Suchtverhalten zu unterdrücken, da sich dieser dadurch eher noch verstärkt. Vielmehr werden durch die **offene Auseinandersetzung** Ängste und Unwohlsein abgebaut und der innere Druck verringert. Der Abhängige lernt zusehends, diese Zustände zu überwinden.

Zum Abbau psychischer Belastungen bieten sich neben der offeneren und verstärkten sprachlichen Kommunikation sportliche und auch geistige Aktivitäten an – wenn möglich, sollte beides intensiviert werden. In der Vergangenheit haben entsprechende Interessen möglicherweise schon existiert und müssen nur wiederbelebt und zusätzlich durch neue Ideen ergänzt werden.

In der Anfangszeit der Therapie neigen viele jedoch dazu, Beschäftigungen und Ablenkungen zu suchen, die dem alten Verhalten ähneln, also eher eine passive Form der Unterhaltung bieten (Fernsehen, DVD/Video, PC-Spiele etc.) und nur ein geringes Maß an eigener Anstrengung und Konzentration erfordern.

Je unähnlicher die neuen Aktivitäten und Interessen dem alten Problemverhalten sind und je stärker man sich darauf konzentrieren muss, umso nachhaltiger wird der Entwöhnungsprozess erleichtert und gefördert sowie der Abstand zum Suchtverhalten vergrößert.

2. Arbeitsanweisung: Bitte tragen Sie unter der nachfolgenden Skala Ihre augenblicklichen Aktivitäten und neuen Vorhaben nach dem **Zusammenhang und Ähnlichkeitsgrad** zum Suchtverhalten ein:

Arbeitsblatt: Hilfreiche Aktivitäten im Entzug – Nähe zum Suchtmittel vermeiden

hoch (z. B. in die Kneipe gehen)	**mittel** (z. B. Sportschau sehen)	**niedrig** (z. B. Sport treiben)

Arbeitsblatt: Das Suchtverhalten verändert Prozesse im Gehirn

(symbolisch, veranschaulichende Darstellung)

Das Suchtverhalten ändert die Strukturen im Gehirn. Besonders betroffen ist der Teil des Gehirns, den man **Belohnungssystem** nennt. Hier sind jene Verhaltensweisen gespeichert, die für Entspannung, Ausgleich und Wohlbefinden sorgen.

Bei Alkohol-, Medikamenten- und Drogenmissbrauch verändern sich diese Gehirnprozesse, und das Suchtverhalten übernimmt die Aufgabe, für das notwendige positive Befinden zu sorgen (◘ Abb. 2.1). Es bekommt das Übergewicht (großer schwarzer Kasten) im Belohnungssystem, und andere Verhaltensweisen (rechts unten) bilden sich stark zurück.

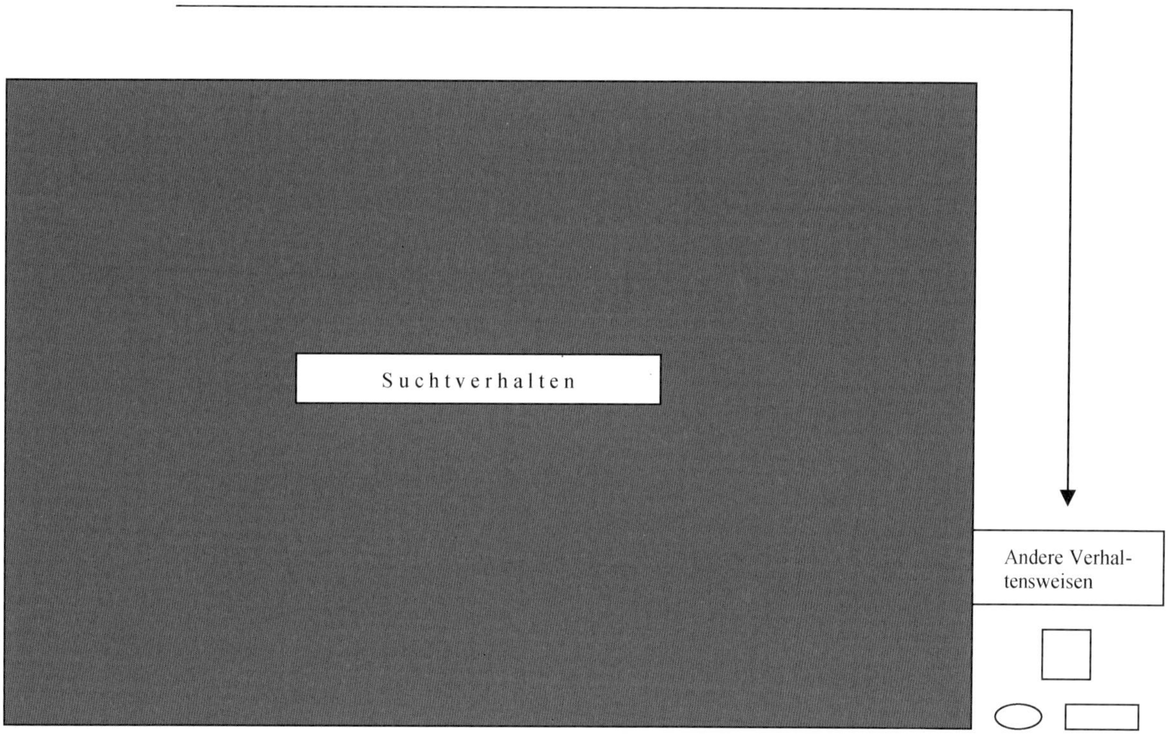

◘ **Abb. 2.1.** Das Übergewicht des Suchtverhaltens

Aufgabe: Beschreiben Sie die Wirkung des Suchtmittels, und welche ausgleichenden und entspannenden Verhaltensweisen Sie vernachlässigt oder aufgegeben haben.

Wirkung des Suchtmittels: ______________________

____

____

Aufgegebene entspannende und ausgleichende Verhaltensweisen: ______________________

____

____

Entzug: Was geschieht, wenn das Suchtverhalten nun wegfällt, *entzogen* wird?
Es entsteht eine innere Leere, Unruhe, Nervosität, weil das Belohnungssystem nicht ausreichend dazu in der Lage ist, für Ausgleich und Wohlbefinden zu sorgen. Die »anderen Verhaltensweisen« können diese Funktion noch nicht befriedigend übernehmen (◘ Abb. 2.2).

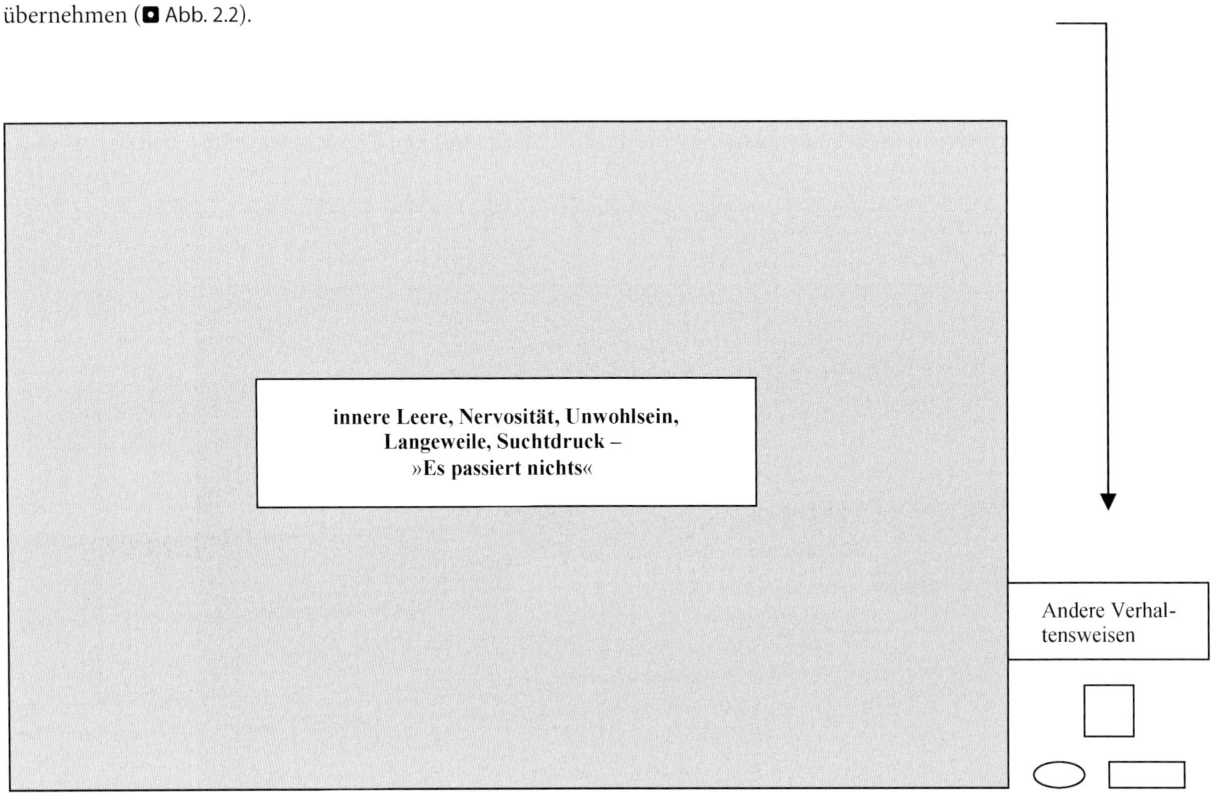

◘ **Abb. 2.2.** Folgen des Entzugs

Aufgabe: Beschreiben Sie Ihre Empfindungen in der ersten Zeit des Entzugs:

___

___

___

___

___

___

___

___

___

Was muss in der **Therapie** geschehen, damit dauerhaft eine zufriedene **Abstinenz** entsteht?
Andere Verhaltensweisen müssen das Belohnungssystem wieder »übernehmen«. Das Verhalten in der Abstinenz wird **vielfältiger** und **differenzierter**. Die Gehirnstrukturen des Suchtverhaltens (»Suchtgedächtnis«) bleiben jedoch und gewinnen bei Rückfälligkeit schnell wieder die Oberhand (◘ Abb. 2.3).

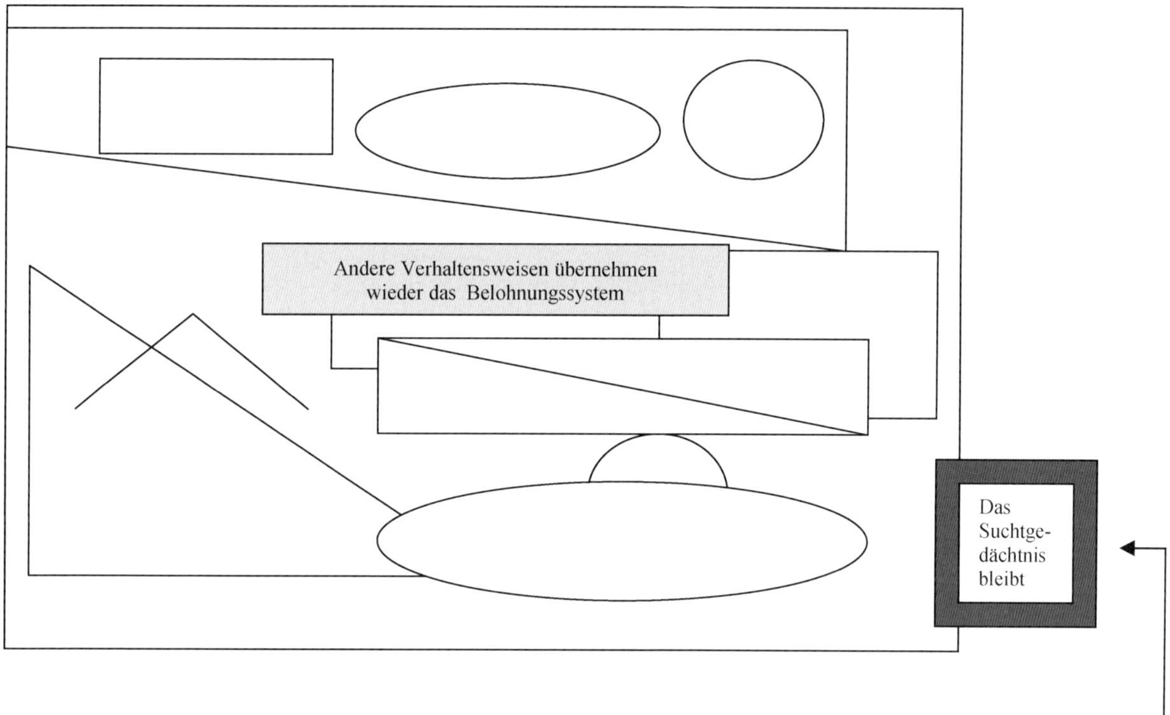

◘ **Abb. 2.3.** Andere Verhaltensweisen übernehmen wieder das Belohnungssystem

Aufgabe: Beschreiben Sie Ihre Strategie zur Veränderung des Belohnungssystems:

2.2 Therapieabbruchgefahr

Therapieabbrüche sind überwiegend **unüberlegte Entscheidungen** ohne Rücksicht auf die Konsequenzen. Folgen davon sind, dass
- starke Versagensängste entstehen,
- Angehörige enttäuscht und verzweifelt reagieren,
- Trennungen drohen oder sich vollziehen,
- Auflagen des Arbeitgebers oder Gesetzgebers verletzt werden,
- Rückfälligkeit droht.

Die Standardbegründung oder »Alibiaussage« lautet häufig: »Die Therapie bringt mir nichts.« Gründliche Gespräche fördern meist andere Ursachen an den Tag:
- Angst vor körperlicher oder psychischer Überforderung: »Was passiert in der Therapie, kann ich es überhaupt durchhalten?«
- Heimweh bei stationären Aufenthalten: »Bisher war ich nie längere Zeit von zu Hause weg!«
- Beziehungsprobleme: »Was passiert zu Hause? Kommt mein Partner allein zurecht? Bleibt mein Partner mir treu?«

Wird der Partner selbst nur schwer mit der Abwesenheit fertig und bittet den Patienten sogar darum, nach Hause zu kommen, ist die Abbruchgefahr am größten. Eine wichtige Konsequenz daraus ist, vohandene Ängste, Heimweh und häusliche Probleme in der Therapie möglichst frühzeitig zur Sprache bringen!

In einem **Selbsteinschätzungsfragebogen** sind Abbruchgefahren und Ursachen zu bewerten. Die Fragen 37–51 setzen sich mit den Besonderheiten eines stationären Aufenthalts auseinander. Zu jeder Fragestellung können persönliche Notizen hinzugefügt werden. Bei Fragen mit einem Sternchen bedeuten hohe Einschätzungswerte (»trifft eher zu«, »trifft genau zu«) die Verringerung der Abbruchgefahr.

Arbeitsblatt: Therapieabbruchgefahr (TAG)/Selbsteinschätzung

(M. Bachmann, J. Wiemann-Johnson, D. Marten, K.-H. Simon, S. Schippmann, St. Vogler, J. Wiebens, P. Berndt, M. Schlüter, B. Geseke, L. Rummelsberger, G. Koring, S. Jakubowski, U. Dalibor, J. Moldhäufel, M. Riehl, A. Krümpel, St. Meyer, F. Kleinschmidt, C. Obens, H. Rossow, D. Ociepa, St. Kolkhorst, R. Niemann, J. Gläscher, S. Eisenkrätzer, F. Wehebrink)

Sie lesen jetzt eine Reihe von Aussagen, die sich mit Gedanken und Gefühlen hinsichtlich der Gefahr des Therapieabbruchs befassen. Bitte beurteilen Sie, inwieweit die einzelnen Aussagen auf Sie zutreffen. Je weiter Sie Ihr Kreuz nach rechts setzen, umso stärker stimmen Sie zu. In einer »persönlichen Notiz« haben Sie die Möglichkeit, eigene Erfahrungen, mögliche Alternativen und Lösungen zu dem jeweiligen Punkt festzuhalten.

	trifft gar nicht zu	trifft eher nicht zu	trifft eher zu	trifft genau zu
01 Ich fühle mich hier ernst genommen.* persönliche Notiz (Erfahrungen, Alternativen, Lösungen):				
02 Vor Therapiegesprächen habe ich keine Angst.* persönliche Notiz (Erfahrungen, Alternativen, Lösungen):				
03 Gruppengespräche bringen mir nichts. persönliche Notiz (Erfahrungen, Alternativen, Lösungen):				
04 Bei vielen Maßnahmen denke ich: Das schaffe ich nicht. persönliche Notiz (Erfahrungen, Alternativen, Lösungen):				
05 Der Gedanke an das Suchtmittel lässt mich nicht los. persönliche Notiz (Erfahrungen, Alternativen, Lösungen):				
06 Ich trete auf der Stelle, komme nicht voran. persönliche Notiz (Erfahrungen, Alternativen, Lösungen):				
07 Ich habe Vertrauen zu Mitpatienten und Therapeuten* persönliche Notiz (Erfahrungen, Alternativen, Lösungen):				
08 Für meine Familie ist es äußerst wichtig, dass ich abstinent lebe.* persönliche Notiz (Erfahrungen, Alternativen, Lösungen):				
09 Meine Unruhe und Nervosität lassen nicht nach. persönliche Notiz (Erfahrungen, Alternativen, Lösungen):				
10 Breche ich ab, werden meine Angehörigen enttäuscht sein.* persönliche Notiz (Erfahrungen, Alternativen, Lösungen):				

	trifft gar nicht zu	trifft eher nicht zu	trifft eher zu	trifft genau zu
11 Ich fühle mich hier bevormundet. persönliche Notiz (Erfahrungen, Alternativen, Lösungen):				
12 Ich habe Suchtdruck. persönliche Notiz (Erfahrungen, Alternativen, Lösungen):				
13 Ich finde wenig Kontakt zu anderen Gruppenmitgliedern. persönliche Notiz (Erfahrungen, Alternativen, Lösungen):				
14 In der Therapie kann ich viel lernen.* persönliche Notiz (Erfahrungen, Alternativen, Lösungen):				
15 Ich fühle mich unterfordert. persönliche Notiz (Erfahrungen, Alternativen, Lösungen):				
16 Ich bin suchtkrank.* persönliche Notiz (Erfahrungen, Alternativen, Lösungen):				
17 Meine Familie unterstützt mich in der Therapie.* persönliche Notiz (Erfahrungen, Alternativen, Lösungen):				
18 Meine Erwartungen an die Therapie wurden enttäuscht. persönliche Notiz (Erfahrungen, Alternativen, Lösungen):				
19 Ich fühle mich hier gut aufgehoben.* persönliche Notiz (Erfahrungen, Alternativen, Lösungen):				
20 Mit den Therapeuten komme ich gut aus.* persönliche Notiz (Erfahrungen, Alternativen, Lösungen):				
21 Ich werde die Therapie vorzeitig beenden. persönliche Notiz (Erfahrungen, Alternativen, Lösungen):				
22 Ich habe eine Zukunftsperspektive.* persönliche Notiz (Erfahrungen, Alternativen, Lösungen):				

	trifft gar nicht zu	trifft eher nicht zu	trifft eher zu	trifft genau zu
23 Ich sehe für mich Fortschritte in der Therapie.* persönliche Notiz (Erfahrungen, Alternativen, Lösungen):				
24 Durch die Abstinenz wird sich vieles zum Positiven verändern.* persönliche Notiz (Erfahrungen, Alternativen, Lösungen):				
25 Mit meiner Sucht werde ich nicht alleine fertig.* persönliche Notiz (Erfahrungen, Alternativen, Lösungen):				
26 Durchzuhalten ist ein entscheidendes Ziel für mich.* persönliche Notiz (Erfahrungen, Alternativen, Lösungen):				
27 Ich habe oft Probleme und weiß nicht, was ich tun soll. persönliche Notiz (Erfahrungen, Alternativen, Lösungen):				
28 Ich nutze Einzelgespräche für mich.* persönliche Notiz (Erfahrungen, Alternativen, Lösungen):				
29 Durch die Therapie verbessert sich meine körperliche Gesundheit.* persönliche Notiz (Erfahrungen, Alternativen, Lösungen):				
30 Ich mache die Therapie erst einmal für mich.* persönliche Notiz (Erfahrungen, Alternativen, Lösungen):				
31 Ständig wird hier mein Verhalten bemängelt. persönliche Notiz (Erfahrungen, Alternativen, Lösungen):				
32 Es wird in der Therapie auf meine Bedürfnisse eingegangen.* persönliche Notiz (Erfahrungen, Alternativen, Lösungen):				
33 Ich brauche eine intensivere Therapie. persönliche Notiz (Erfahrungen, Alternativen, Lösungen):				
34 Ich fühle mich oft einsam und allein gelassen. persönliche Notiz (Erfahrungen, Alternativen, Lösungen):				

	trifft gar nicht zu	trifft eher nicht zu	trifft eher zu	trifft genau zu
35 Die Therapiedauer habe ich mir kürzer vorgestellt. persönliche Notiz (Erfahrungen, Alternativen, Lösungen):				
36 Ich fühle mich körperlich überfordert. persönliche Notiz (Erfahrungen, Alternativen, Lösungen):				

Besonderheiten bei der Planung und Durchführung einer stationären Therapie

	trifft gar nicht zu	trifft eher nicht zu	trifft eher zu	trifft genau zu
37 Ich habe Heimweh. persönliche Notiz (Erfahrungen, Alternativen, Lösungen):				
38 Während der Therapie kommt die Familie ohne mich zurecht.* persönliche Notiz (Erfahrungen, Alternativen, Lösungen):				
39 Ich könnte es auch ambulant schaffen. persönliche Notiz (Erfahrungen, Alternativen, Lösungen):				
40 Es gibt zu viel Leerlauf in der Therapie. persönliche Notiz (Erfahrungen, Alternativen, Lösungen):				
41 Ich fühle mich eingesperrt. persönliche Notiz (Erfahrungen, Alternativen, Lösungen):				
42 Den Sinn vieler Regeln verstehe ich nicht. persönliche Notiz (Erfahrungen, Alternativen, Lösungen):				
43 Bei Problemen habe ich in der Klinik einen Ansprechpartner.* persönliche Notiz (Erfahrungen, Alternativen, Lösungen):				
44 Zu Hause sind viele Sachen unerledigt. persönliche Notiz (Erfahrungen, Alternativen, Lösungen):				
45 Ich werde dringend zu Hause gebraucht. persönliche Notiz (Erfahrungen, Alternativen, Lösungen):				

	trifft gar nicht zu	trifft eher nicht zu	trifft eher zu	trifft genau zu
46 Die meisten zu Hause wissen, wo ich bin.* persönliche Notiz (Erfahrungen, Alternativen, Lösungen):				
47 Die stationäre Therapie war vielleicht noch nicht nötig. persönliche Notiz (Erfahrungen, Alternativen, Lösungen):				
48 Nach der Therapie wartet jemand auf mich.* persönliche Notiz (Erfahrungen, Alternativen, Lösungen):				
49 Mein Partner ist zu Hause allein überfordert. persönliche Notiz (Erfahrungen, Alternativen, Lösungen):				
50 Ich habe einen großen Freiheitsdrang. persönliche Notiz (Erfahrungen, Alternativen, Lösungen):				
51 Meine Beziehung könnte während der Therapie zerbrechen. persönliche Notiz (Erfahrungen, Alternativen, Lösungen):				

(* positiv formuliert = niedrige Abbruchgefahr)

Ihre persönlichen Gründe, die Behandlung durchzuhalten:

____

____

____

____

____

____

____

2.3 Therapieplanung

Suchtverhalten führt dazu, dass wichtige Lebensbereiche aus der Wahrnehmung ausgeklammert werden und ein **Tunnelblick** entsteht. Der Suchtkranke hat die Post nicht mehr geöffnet, Beziehungen nicht mehr gepflegt oder abgebrochen.

Dringende finanzielle Belange werden häufig verdrängt, belasten aber ständig. Es ist daher wichtig, sich die Versäumnisse einzugestehen und die Probleme zu lösen. Treten bei der Erledigung Schwierigkeiten auf, ist Hilfe in Anspruch zu nehmen und möglicherweise professionelle Unterstützung durch eine Schuldnerberatung einzuholen.

Falls vorhanden, sind Angehörige, Freunde, Arbeitgeber und andere wichtige Personen mit in den Veränderungsprozess einzubeziehen. Die Hilfsbereitschaft und das Entgegenkommen aus dem eigenen sozialen Umfeld werden häufig unterschätzt, sind aber meist erstaunlich groß.

Voraussetzung, um die notwendige Ausdauer und Energie für eine langfristige Veränderung aufzubringen, sind eine regelmäßige gesunde Ernährung, **körperliche Fitness** und **Kondition**.

Eine sorgfältige Therapieplanung, die über den gesamten Behandlungsverlauf hinweg immer wieder überprüft und ergänzt werden sollte, ist deshalb unverzichtbar. Dabei ist zwischen Zielen zu unterscheiden, die eher kurzfristig oder langfristig zu verwirklichen sind. Bei der Planung sollten möglichst viele Gesprächpartner einbezogen werden, um den richtigen persönlichen Weg zu finden. Und: Gute Vorsätze möglichst bald in die Tat umsetzen!

Arbeitsblatt: Therapieplanung – eigene Ziele benennen

Name: ______________________ Datum: ______________________

Zielsetzungen in möglichst konkreten Verhaltensweisen formulieren: Ziele im »Hier und Jetzt« und langfristige Vorhaben unterscheiden.

Abhängigkeit: Therapiemotivation? Krankheitsakzeptanz? Voraussetzungen für die Abstinenz? Alternative Stressbewältigungsstrategien? Neue Interessen – alte wiederbeleben?

kurzfristige Ziele: ______________________

____

____

langfristige Ziele: ______________________

____

____

Finanzielle Regelungen: Schuldnerberatung? Haushaltsplanung notwendig? Taschengeldregelung? Tagesausgabenprotokoll?

kurzfristige Ziele: ______________________

____

____

langfristige Ziele: ______________________

____

____

Gesundheit: Fitness und Kondition verbessern? Vernachlässigte ärztliche Versorgung? Zahnbehandlung? Gesunde Ernährung? Rauchkonsum? Essstörungen?

kurzfristige Ziele: ______________________

____

____

langfristige Ziele: ______________________

____

____

Psychotherapeutische Ziele: Ängste? Bisher unausgesprochene Probleme? Depressive Verstimmungen? Über Gefühle sprechen? Hemmungen? Übermäßiges Reden? Beziehungsprobleme?

kurzfristige Ziele: ______________________________

____

____

langfristige Ziele: ______________________________

____

____

Partnerschaft: Vertrauen? Paargespräche? Gemeinsame Gespräche? Trennungsprobleme?

kurzfristige Ziele: ______________________________

____

____

langfristige Ziele: ______________________________

____

____

Kinder: Kontakt? Angehörigengespräche? Mehr Zeit widmen? Unternehmungen?

kurzfristige Ziele: ______________________________

____

____

langfristige Ziele: ______________________________

____

____

Eltern: Kontakt? Ablösung? Angehörigengespräche?

kurzfristige Ziele: ______________________________

____

____

langfristige Ziele: ______________________________

____

____

Soziales Umfeld: Freunde? Bekannte? Wechsel des Umfeldes? Einstellung des Umfeldes zum Suchtproblem?

kurzfristige Ziele: ______________________________

____

____

langfristige Ziele: ______________________________

____

____

Freizeitgestaltung/Tagesstruktur: Persönliche Gespräche? Soziale Kontakte? Sport? Lesen? Unternehmungen?

kurzfristige Ziele: ______________________________

____

____

langfristige Ziele: ______________________________

____

____

Beruf/Wohnung/Nachsorge: Beratungsbedarf? Arbeitssuche? Wohnungssuche? Selbsthilfegruppe? Weiterer Therapiebedarf?

kurzfristige Ziele: ______________________________

____

____

langfristige Ziele: ______________________________

____

____

3 Therapieüberblick

Einführung

In dem Modell »Weg in die Sucht: Stationen der Suchtentwicklung und des Therapieprozesses« sind der »Einstieg«, die »Suchtphase« und die »Therapieschritte« (Motivation, Krankheitseinsicht, Ursachenbearbeitung) zusammenhängend dargestellt. Wie hat sich der Suchtmittelkonsum in der Einstiegsphase dargestellt und entwickelt? Was waren die näheren Umstände, sozialen und persönlichen Bedingungen, die zu einem verstärkten Interesse geführt haben? Suchtphase bedeutet, dass sich ein Verhalten (Trinken, Drogen-/Medikamenteneinnahme) verselbstständigt (Kontrollverlust, Veränderung des Belohnungssystems, »innerer Zwang«). Zudem tritt eine Toleranzentwicklung ein, muss der Suchtkranke also die Dosis immer weiter erhöhen, um den gewünschten beruhigenden und aufputschenden Effekt zu erzielen.

Die Therapie setzt gewissermaßen in umgekehrter Richtung an: Es werden Beweggründe für einen Veränderungswunsch erarbeitet (Motivation). Der nächste Schritt ist, das Suchtverhalten als ein (dauerhaftes) Problem zu sehen, ohne Vorbehalte und Beschönigung »rückhaltlos« dazu zu stehen und so Krankheitseinsicht zu entwickeln. Dann ist die Frage zu behandeln, welche Ursachen zu einem »Einstieg« in das Suchtverhalten geführt haben. In welchen Bereichen sind Änderungen notwendig, damit der Weg nicht erneut beschritten wird?

Arbeitsanweisungen:

- 1. Auf den freien Linien sind eigene Gedanken und Erkenntnisse zu den jeweiligen Punkten festzuhalten. Sie sollten sich im Verlauf der Therapie möglichst häufig mit dem »Weg in die Sucht« auseinandersetzen, weil sich Einsichten oft erst allmählich verändern und vertiefen. Dies gilt ebenso für die Förderung der Motivation und Krankheitseinsicht sowie für die therapeutischen Zielsetzungen und Bemühungen (Therapie der Ursachen), die Sucht dauerhaft zum Stillstand zu bringen.
- 2. Bearbeiten Sie die Selbsteinschätzungsskalen TMO, KE, TdU und nehmen diese anschließend zur Hilfe, um die vorherigen Notizen aus dem »Suchtmodell« zu überprüfen und zu vervollständigen.

3.1 Weg in die Sucht: Stationen der Suchtentwicklung und des Therapieprozesses

Arbeitsblatt: Die Einstiegs- und Suchtphase

Die **Einstiegsphase** hat vielfältige Ursachen, z. B.
- Langeweile,
- Wunsch, dazuzugehören,
- abschalten,
- erleichtern,
- nicht über Gefühle sprechen,
- Eheprobleme,
- Flucht vor Konflikten,
- Kontaktschwierigkeiten,
- Hemmungen,
- keine Perspektive,
- körperliches und seelisches Unwohlsein.

Die **Suchtphase** ist durch andere Kennzeichen geprägt und folgt anderen Gesetzmäßigkeiten, z. B.:
- psychische und körperliche Abhängigkeit,
- Eigendynamik,
- Kontrollverlust,
- Entzugserscheinungen,
- Toleranzentwicklung,
- Veränderung des Belohnungsssystems,
- »innerer Zwang«.

»Der 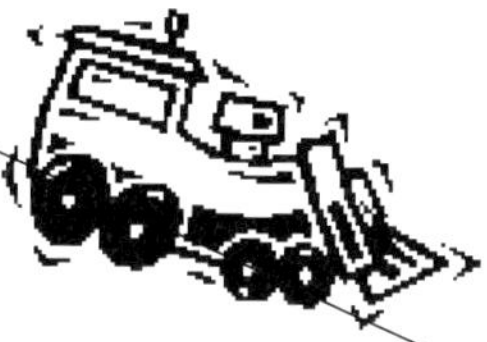 läuft von selbst.«

wie stoppen?

Eigene Gedanken und Erkenntnisse:
zum **Einstieg**

Eigene Gedanken und Erkenntnisse:
zur **Suchtphase**

Eigene Gedanken und Erkenntnisse:
zum **Einstieg**

Eigene Gedanken und Erkenntnisse:
zur **Suchtphase**

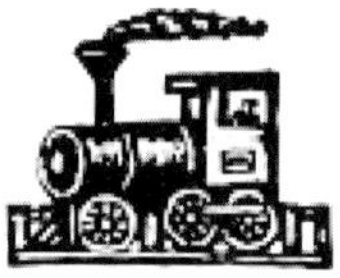

Therapie: In umgekehrter Richtung

Mit Volldampf voraus!

Reihenfolge der Ziele beachten!

3. Schritt

Therapie der Ursachen ←
Wiedereinstieg in alte Problemsituationen und ungünstige Verhaltensweisen verhindern.
»Was mache ich zukünftig anders?«

Eigene Gedanken und Erkenntnisse zu den Ursachen

2. Schritt

Krankheitseinsicht fördern ←
und Abstinenz stabilisieren,
Akzeptanz, dass eine Sucht vorliegt,
Verleugnung und Bagatellisierung des Suchtverhaltens aufgeben,
nicht auf andere Suchtmittel umsteigen.

Eigene Gedanken und Erkenntnisse zur Krankheitseinsicht und Abstinenz

1. Schritt

Motivation,
Hilfe akzeptieren, Suchtmittel entziehen, Druck von außen nicht negativ sehen, positive Beweggründe für eine Veränderung, negative Folgen des Suchtverhaltens.

Eigene Gedanken und Erkenntnisse zur Motivation

3.2 Selbsteinschätzungsskalen: Therapieschritte und Fragestellungen

Arbeitsblatt: Therapiemotivation (TMO)

(M. Bachmann, S. Andresen, C. Figgemeier, H. Freitag, S. Hegemann, M. Hermann, J. Kasperski, S. Long, A. Lukaczewski, M. Lüth, T. Maasjost, H. Meier-Holländer, K. Pawlowski, M. Spanke, J. Weber, A. Wollenzien)

Bitte beurteilen Sie, inwieweit die einzelnen Aussagen auf Sie zutreffen. Je weiter Sie Ihr Kreuz nach rechts setzen, umso stärker stimmen Sie zu. In einer »persönlichen Notiz« können Sie außerdem eigene Gedanken und Gefühle zu jeder Einschätzung festhalten.

	trifft gar nicht zu	trifft eher nicht zu	trifft eher zu	trifft genau zu
01 Ich habe große Hoffnungen an die Therapie geknüpft. persönliche Notizen (eigene Gedanken und Gefühle dazu):				
02 Ich möchte gesundheitlich etwas für mich tun. persönliche Notizen (eigene Gedanken und Gefühle dazu):				
03 Andere finden es gut, dass ich eine Therapie mache. persönliche Notizen (eigene Gedanken und Gefühle dazu):				
04 Ich möchte Einsamkeit und Isolation überwinden. persönliche Notizen (eigene Gedanken und Gefühle dazu):				
05 Ich weiß, was mich in der Therapie erwartet. persönliche Notizen (eigene Gedanken und Gefühle dazu):				
06 Ich habe den Wunsch, mich zu verändern. persönliche Notizen (eigene Gedanken und Gefühle dazu):				
07 Diesmal soll der Versuch gelingen, das Suchtverhalten zu stoppen. persönliche Notizen (eigene Gedanken und Gefühle dazu):				
08 Die Therapie ist im Moment das Wichtigste. persönliche Notizen (eigene Gedanken und Gefühle dazu):				
09 Die Therapie ist bei mir dringend nötig. persönliche Notizen (eigene Gedanken und Gefühle dazu):				

	trifft gar nicht zu	trifft eher nicht zu	trifft eher zu	trifft genau zu
10 Die Abstinenz wird dazu führen, dass ich mich besser fühle. persönliche Notizen (eigene Gedanken und Gefühle dazu):				
11 In der Therapie kommt es auf meine aktive Mitarbeit an. persönliche Notizen (eigene Gedanken und Gefühle dazu):				
12 Ich erwarte Hilfe von den Therapeuten. persönliche Notizen (eigene Gedanken und Gefühle dazu):				
13 Ich will abstinent leben. persönliche Notizen (eigene Gedanken und Gefühle dazu):				
14 Ich habe noch Familie, die mich in der Therapie unterstützt. persönliche Notizen (eigene Gedanken und Gefühle dazu):				
15 Ich habe noch Freunde und Bekannte, die an meiner Therapie interessiert sind. persönliche Notizen (eigene Gedanken und Gefühle dazu):				
16 Nach der Therapie werde ich alltäglichen Anforderungen wieder besser genügen. persönliche Notizen (eigene Gedanken und Gefühle dazu):				
17 Ich habe noch ein soziales Umfeld, das ebenfalls von der Abstinenz profitieren wird. persönliche Notizen (eigene Gedanken und Gefühle dazu):				
18 Wenn ich abstinent bin, wird es unwahrscheinlicher, dass ich straffällig werde. persönliche Notizen (eigene Gedanken und Gefühle dazu):				
19 Durch die Abstinenz kann ich mich zufriedener fühlen. persönliche Notizen (eigene Gedanken und Gefühle dazu):				
20 Ich kann mir wieder in die Augen schauen, wenn ich abstinent bin. persönliche Notizen (eigene Gedanken und Gefühle dazu):				

	trifft gar nicht zu	trifft eher nicht zu	trifft eher zu	trifft genau zu
21 Mein Selbstwertgefühl wird steigen, wenn ich meinen Abstinenzwunsch verwirklichen kann. persönliche Notizen (eigene Gedanken und Gefühle dazu):				
22 Nach einer Therapie werde ich meine Probleme wieder besser bewältigen. persönliche Notizen (eigene Gedanken und Gefühle dazu):				
23 Ich bin froh, dass ich mich zur Therapie entschlossen habe. persönliche Notizen (eigene Gedanken und Gefühle dazu):				
24 Meine finanzielle Situation wird sich verbessern. persönliche Notizen (eigene Gedanken und Gefühle dazu):				
25 Auch eine größere Summe Geldes würde mich nicht von der Therapie abbringen. persönliche Notizen (eigene Gedanken und Gefühle dazu):				
26 Einen kontrollierten Umgang mit dem Suchtmittel gibt es für mich nicht. persönliche Notizen (eigene Gedanken und Gefühle dazu):				
27 Ich kann nach einer Therapie wieder optimistisch in die Zukunft blicken. persönliche Notizen (eigene Gedanken und Gefühle dazu):				
28 Andere Dinge werden wieder interessanter. persönliche Notizen (eigene Gedanken und Gefühle dazu):				
29 Ich habe noch einen Arbeitgeber, der mich unterstützt. persönliche Notizen (eigene Gedanken und Gefühle dazu):				
30 Ich wünsche mir eine längerfristige Behandlung. persönliche Notizen (eigene Gedanken und Gefühle dazu):				
31 Ich bin froh, dass ich unter meiner Sucht nicht mehr leiden muss. persönliche Notizen (eigene Gedanken und Gefühle dazu):				

	trifft gar nicht zu	trifft eher nicht zu	trifft eher zu	trifft genau zu
32 Auch körperlich werde ich mich erholen. persönliche Notizen (eigene Gedanken und Gefühle dazu):				
33 In der Therapie werde ich seelisch gesunden. persönliche Notizen (eigene Gedanken und Gefühle dazu):				
34 In der Behandlung werde ich Probleme aufarbeiten. persönliche Notizen (eigene Gedanken und Gefühle dazu):				
35 Ich habe mich selbst um die Therapie bemüht. persönliche Notizen (eigene Gedanken und Gefühle dazu):				
36 Ich will mein soziales Umfeld verändern. persönliche Notizen (eigene Gedanken und Gefühle dazu):				
37 Wenn ich die Therapie durchhalte, hat das Vorteile für mich. persönliche Notizen (eigene Gedanken und Gefühle dazu):				
38 Ich habe keine Angst vor der Therapie. persönliche Notizen (eigene Gedanken und Gefühle dazu):				
39 Der Therapiezeitpunkt ist für mich günstig. persönliche Notizen (eigene Gedanken und Gefühle dazu):				
40 Es gibt keine Alternativen zu dieser Therapiemaßnahme. persönliche Notizen (eigene Gedanken und Gefühle dazu):				

Arbeitsblatt: Krankheitseinsicht (KE)

(M. Bachmann, S. Andresen, C. Figgemeier, H. Freitag, S. Hegemann, M. Hermann, J. Kasperski, S. Long, A. Lukaczewski, M. Lüth, T. Maasjost, H. Meier-Holländer, K. Pawlowski, M. Spanke, J. Weber, A. Wollenzien)

Bitte beurteilen Sie, inwieweit die einzelnen Aussagen auf Sie zutreffen. Je weiter Sie Ihr Kreuz nach rechts setzen, umso stärker stimmen Sie zu. In einer »persönlichen Notiz« können Sie außerdem eigene Gedanken und Gefühle zu jeder Einschätzung festhalten.

	trifft gar nicht zu	trifft eher nicht zu	trifft eher zu	trifft genau zu
01 Ich will mein Suchtverhalten nicht mehr verheimlichen. persönliche Notizen (eigene Gedanken und Gefühle dazu):				
02 Über das Ausmaß des Suchtverhaltens und die schlimmen Folgen möchte ich offen sprechen. persönliche Notizen (eigene Gedanken und Gefühle dazu):				
03 Ich stehe zu meinem Kontrollverlust. persönliche Notizen (eigene Gedanken und Gefühle dazu):				
04 Die Sucht soll nicht mehr mein zentraler Lebensinhalt sein. persönliche Notizen (eigene Gedanken und Gefühle dazu):				
05 Ich fühle mich durch die Abstinenz erleichtert. persönliche Notizen (eigene Gedanken und Gefühle dazu):				
06 Ich stehe zu meiner Suchtkrankheit. persönliche Notizen (eigene Gedanken und Gefühle dazu):				
07 Das Suchtverhalten soll nicht mehr meinen Tagesablauf bestimmen. persönliche Notizen (eigene Gedanken und Gefühle dazu):				
08 Ich werde durch die Abstinenz normaler essen. persönliche Notizen (eigene Gedanken und Gefühle dazu):				
09 Ich musste meinen Suchtmittelkonsum steigern, um die gewünschte Wirkung zu erzielen. persönliche Notizen (eigene Gedanken und Gefühle dazu):				

	trifft gar nicht zu	trifft eher nicht zu	trifft eher zu	trifft genau zu
10 Mein soziales Umfeld ist noch intakt. persönliche Notizen (eigene Gedanken und Gefühle dazu):				
11 Ich schäme mich nicht mehr, wenn die Sprache auf mein Suchtverhalten kommt. persönliche Notizen (eigene Gedanken und Gefühle dazu):				
12 Ich kann aufhören, mir ständig Schuldgefühle wegen meines Suchtverhaltens zu machen. persönliche Notizen (eigene Gedanken und Gefühle dazu):				
13 Ich kann mich wieder auf andere Dinge konzentrieren. persönliche Notizen (eigene Gedanken und Gefühle dazu):				
14 Ich kann mich wieder über andere Dinge freuen. persönliche Notizen (eigene Gedanken und Gefühle dazu):				
15 Ich werde keine Konflikte mehr provozieren, um eine Ausrede zu haben, das Suchtverhalten auszuüben. persönliche Notizen (eigene Gedanken und Gefühle dazu):				
16 Berufliche Probleme werden durch die Abstinenz nachlassen. persönliche Notizen (eigene Gedanken und Gefühle dazu):				
17 Wenn ich abstinent bin, kann ich besser auf andere Menschen zugehen. persönliche Notizen (eigene Gedanken und Gefühle dazu):				
18 Abstinenz wirkt sich positiv auf das Familienleben aus. persönliche Notizen (eigene Gedanken und Gefühle dazu):				
19 Ich kann mir eine Zukunft ohne Suchtmittel vorstellen. persönliche Notizen (eigene Gedanken und Gefühle dazu):				
20 Mein soziales Umfeld akzeptiert meine Suchterkrankung. persönliche Notizen (eigene Gedanken und Gefühle dazu):				

	trifft gar nicht zu	trifft eher nicht zu	trifft eher zu	trifft genau zu
21 Um Rückfälligkeit zu vermeiden, werde ich andere Interessen und Aktivitäten entwickeln, um mich auszugleichen und meine Freizeit zu gestalten. persönliche Notizen (eigene Gedanken und Gefühle dazu):				
22 Dazu brauche ich neue Freunde und Bekannte. persönliche Notizen (eigene Gedanken und Gefühle dazu):				
23 Alte Gewohnheiten, die mit der Sucht zusammenhingen, werde ich verändern. persönliche Notizen (eigene Gedanken und Gefühle dazu):				
24 Ich werde eher Situationen aufsuchen, die mich nicht an das Suchtverhalten erinnern. persönliche Notizen (eigene Gedanken und Gefühle dazu):				
25 Damit keine Langeweile entsteht, werde ich neue Hobbys entwickeln oder alte wieder aufgreifen. persönliche Notizen (eigene Gedanken und Gefühle dazu):				
26 Ich verspüre keinen Anreiz, es wieder zu versuchen. persönliche Notizen (eigene Gedanken und Gefühle dazu):				
27 Selbsthilfegruppen finde ich wichtig. persönliche Notizen (eigene Gedanken und Gefühle dazu):				
28 Ich werde es nur mit der Hilfe anderer schaffen. persönliche Notizen (eigene Gedanken und Gefühle dazu):				
29 Ich werde Kontakte zu einer Suchtberatungsstelle aufbauen oder halten. persönliche Notizen (eigene Gedanken und Gefühle dazu):				
30 Es gibt andere Freizeitmöglichkeiten, als in Gaststätten und auf Partys zu gehen. persönliche Notizen (eigene Gedanken und Gefühle dazu):				

	trifft gar nicht zu	trifft eher nicht zu	trifft eher zu	trifft genau zu
31 Falls es zu einem Rückfall kommt, muss ich offen darüber reden. persönliche Notizen (eigene Gedanken und Gefühle dazu):				
32 Die Abstinenz wird mein ganzes Leben zum Positiven verändern. persönliche Notizen (eigene Gedanken und Gefühle dazu):				
33 Auf mein abstinentes Leben freue ich mich. persönliche Notizen (eigene Gedanken und Gefühle dazu):				
34 Ich habe andere Möglichkeiten als den Suchtmittelgebrauch, um Abwechslung zu haben und einmal aus dem Alltag auszusteigen. persönliche Notizen (eigene Gedanken und Gefühle dazu):				
35 Es wird mir auch ohne Suchtmittel gelingen, mich zu belohnen und einmal »einen draufzumachen«. persönliche Notizen (eigene Gedanken und Gefühle dazu):				
36 Ich werde nur Kontakte zu den Menschen halten, die mich in meinem Abstinenzverhalten unterstützen. persönliche Notizen (eigene Gedanken und Gefühle dazu):				
37 Durch die Abstinenz kann ich mir wieder mehr leisten. persönliche Notizen (eigene Gedanken und Gefühle dazu):				

Arbeitsblatt: Therapie der Ursachen (TdU)/Was soll zukünftig anders sein?

(M. Bachmann, S. Andresen, C. Figgemeier, H. Freitag, S. Hegemann, M. Hermann, J. Kasperski, S. Long, A. Lukaczewski, M. Lüth, T. Maasjost, H. Meier-Holländer, K. Pawlowski, M. Spanke, J. Weber, A. Wollenzien, M. Beinlich)

Bitte beurteilen Sie, inwieweit die einzelnen Aussagen auf Sie zutreffen. Je weiter Sie Ihr Kreuz nach rechts setzen, umso stärker stimmen Sie zu. In einer »persönlichen Notiz« können Sie außerdem eigene Gedanken und Gefühle zu jeder Einschätzung festhalten.

	trifft gar nicht zu	trifft eher nicht zu	trifft eher zu	trifft genau zu
01 Problemsituationen stelle ich mich. persönliche Notizen (eigene Gedanken und Gefühle dazu):				
02 Ich kann gut abschalten und entspannen. persönliche Notizen (eigene Gedanken und Gefühle dazu):				
03 Es fällt mir leicht, Kontakte zu knüpfen. persönliche Notizen (eigene Gedanken und Gefühle dazu):				
04 Ich werde meinen eigenen Ansprüchen gerecht. persönliche Notizen (eigene Gedanken und Gefühle dazu):				
05 Ich kann mich von meinen beruflichen Sorgen gut abgrenzen. persönliche Notizen (eigene Gedanken und Gefühle dazu):				
06 Wenn mir etwas nicht passt, kann ich mich anderen mitteilen. persönliche Notizen (eigene Gedanken und Gefühle dazu):				
07 Ich kann gut mit Kritik umgehen und nehme sie nicht zu persönlich. persönliche Notizen (eigene Gedanken und Gefühle dazu):				
08 Kindheitserlebnisse belasten mich nicht oder nicht mehr. persönliche Notizen (eigene Gedanken und Gefühle dazu):				
09 Den Konflikten im zwischenmenschlichen Bereich fühle ich mich gewachsen. persönliche Notizen (eigene Gedanken und Gefühle dazu):				
10 Ich kann Lob annehmen. persönliche Notizen (eigene Gedanken und Gefühle dazu):				

	trifft gar nicht zu	trifft eher nicht zu	trifft eher zu	trifft genau zu
11 Ich kann über meine Probleme sprechen. persönliche Notizen (eigene Gedanken und Gefühle dazu):				
12 Ich kann mich über Kleinigkeiten freuen. persönliche Notizen (eigene Gedanken und Gefühle dazu):				
13 Ich kann Fehler machen. persönliche Notizen (eigene Gedanken und Gefühle dazu):				
14 Im Umgang mit anderen Menschen bin ich selbstsicher. persönliche Notizen: (eigene Gedanken und Gefühle dazu)				
15 Geht etwas schief, bin ich nicht so leicht aus der Ruhe zu bringen. persönliche Notizen: (eigene Gedanken und Gefühle dazu)				
16 Ich kann Nähe zulassen. persönliche Notizen (eigene Gedanken und Gefühle dazu):				
17 Ich kann gut allein sein. persönliche Notizen (eigene Gedanken und Gefühle dazu):				
18 Ich trage gerne Verantwortung. persönliche Notizen (eigene Gedanken und Gefühle dazu):				
19 Ich führe ein selbstständiges Leben. persönliche Notizen (eigene Gedanken und Gefühle dazu):				
20 Auch in Belastungssituationen behalte ich einen kühlen Kopf. persönliche Notizen (eigene Gedanken und Gefühle dazu):				
21 Versagensängste kenne ich kaum. persönliche Notizen (eigene Gedanken und Gefühle dazu):				
22 Ich habe auch in schwierigen Situationen genügend Selbstvertrauen. persönliche Notizen (eigene Gedanken und Gefühle dazu):				

	trifft gar nicht zu	trifft eher nicht zu	trifft eher zu	trifft genau zu
23 Es gab keine schlimmen Ereignisse in meinem Leben – oder ich habe sie überwunden. persönliche Notizen (eigene Gedanken und Gefühle dazu):				
24 Ich führe eine glückliche Partnerschaft. persönliche Notizen (eigene Gedanken und Gefühle dazu):				
25 Ich kann längerfristige Beziehungen eingehen. persönliche Notizen (eigene Gedanken und Gefühle dazu):				
26 Mit meinem Sexualleben bin ich zufrieden. persönliche Notizen (eigene Gedanken und Gefühle dazu):				
27 Ich sehe optimistisch in die Zukunft. persönliche Notizen (eigene Gedanken und Gefühle dazu):				
28 Ich neige zum positiven Denken. persönliche Notizen (eigene Gedanken und Gefühle dazu):				
29 Ich kann meine Schwächen akzeptieren. persönliche Notizen (eigene Gedanken und Gefühle dazu):				
30 Ich sehe dem Leben realistisch ins Auge. persönliche Notizen (eigene Gedanken und Gefühle dazu):				
31 Es fällt mir leicht, Vorhaben in die Tat umzusetzen. persönliche Notizen (eigene Gedanken und Gefühle dazu):				
32 Ich habe Disziplin und Selbstkontrolle. persönliche Notizen (eigene Gedanken und Gefühle dazu):				
33 Ich kann mich in die Gesellschaft integrieren. persönliche Notizen (eigene Gedanken und Gefühle dazu):				
34 Ich kann meinen Alltag gut strukturieren. persönliche Notizen (eigene Gedanken und Gefühle dazu):				

	trifft gar nicht zu	trifft eher nicht zu	trifft eher zu	trifft genau zu
35 Konflikten gehe ich nicht aus dem Weg. persönliche Notizen (eigene Gedanken und Gefühle dazu):				
36 Probleme schiebe ich nicht vor mir her. persönliche Notizen (eigene Gedanken und Gefühle dazu):				
37 Unangenehme Dinge erledige ich zuerst. persönliche Notizen (eigene Gedanken und Gefühle dazu):				
38 Autoritäten ängstigen mich nicht. persönliche Notizen (eigene Gedanken und Gefühle dazu):				
39 Ich kann auf Lebenserfahrungen zurückgreifen, die noch nicht vom Suchtverhalten geprägt waren. persönliche Notizen (eigene Gedanken und Gefühle dazu):				
40 Ich habe viele positive Eigenschaften. persönliche Notizen (eigene Gedanken und Gefühle dazu):				
41 Wenn ich mich aussprechen will, ist jemand für mich da. persönliche Notizen (eigene Gedanken und Gefühle dazu):				
42 Ich muss nicht in allen Lebensbereichen gut sein. persönliche Notizen (eigene Gedanken und Gefühle dazu):				
43 Um mein Verhalten zu beurteilen, sind meine eigenen Maßstäbe wichtig. persönliche Notizen (eigene Gedanken und Gefühle dazu):				
44 Ich kann mich unterordnen und anpassen. persönliche Notizen (eigene Gedanken und Gefühle dazu):				
45 Ich kann eigene Interessen und Bedürfnisse durchsetzen. persönliche Notizen (eigene Gedanken und Gefühle dazu):				
46 Ich kann positive und negative Gefühle mitteilen. persönliche Notizen (eigene Gedanken und Gefühle dazu):				

	trifft gar nicht zu	trifft eher nicht zu	trifft eher zu	trifft genau zu
47 Sorgen und Nöte trage ich nicht lange mit mir herum. persönliche Notizen (eigene Gedanken und Gefühle dazu):				
48 Wenn ich traurig bin, kann ich es zeigen. persönliche Notizen (eigene Gedanken und Gefühle dazu):				
49 Ärger kann ich vernünftig zum Ausdruck bringen. persönliche Notizen (eigene Gedanken und Gefühle dazu):				
50 Ich schäme mich nicht, Ängste zu äußern. persönliche Notizen (eigene Gedanken und Gefühle dazu):				
51 Ich kann jemandem sagen, dass ich ihn mag. persönliche Notizen (eigene Gedanken und Gefühle dazu):				

Punkte zur **Motivation**, **Krankheitseinsicht** und zu den **Ursachen**, die bisher noch nicht genannt wurden:

4 Beziehungen und soziale Kompetenzen

Einführung

Suchtverhalten wird häufig auf Probleme in sozialen Beziehungen und im Beziehungsverhalten zurückgeführt. Eine mangelnde Ablösung von den Eltern kann ebenso bedeutungsvoll sein wie z. B. eine fehlende Konfliktfähigkeit und mangelndes Vertrauen in partnerschaftliche Beziehungen. Das Suchtverhalten stellt in diesem Zusammenhang eine »gescheiterte Problemlösung« dar. Durch den Suchtmittelgebrauch wird von Problemen abgelenkt, alles andere tritt in den Hintergrund. Es treten eine kurzfristige Erleichterung und Entspannung ein, was einer Flucht vor Konflikten gleichkommt. Sich mit dem Beziehungsverhalten auseinanderzusetzen kann bedeuten, Folgen des Suchtverhaltens zu bearbeiten oder Ursachen des »Einstiegs« in die Abhängigkeit zu ergründen und Bedingungen so zu verändern, dass langfristig zufriedenere soziale Bindungen entstehen. Es sind Arbeitsmaterialien für Beziehungen im Allgemeinen, Alleinstehende mit Interesse an einer Partnerschaft und Patienten mit Partnern vorhanden.

Alleinstehende mit Interesse an einer Partnerschaft setzen sich z. B. mit vergangenen Erfahrungen und Erwartungen an die Zukunft auseinander. Sind vorausgegangene Trennungen ausreichend verarbeitet? Wie wird die Frage »Was mache ich zukünftig anders?« beantwortet? Wie kann das Ziel erreicht werden, sich selbst zu entfalten, dem anderen genügend Freiraum zu gewähren und gleichzeitig eine partnerschaftliche Beziehung zu verwirklichen?

Für Patienten, die sich in einer Partnerschaft befinden, lassen sich in einem Partnerschaft-Übereinstimmungsbogen Einstellungen und Verhaltensweisen beider Partner direkt gegenüberstellen. Wo liegen Differenzen vor, wo Übereinstimmungen? Gibt es z. B. gegenseitige Vorwürfe, die mit der Sucht in Verbindung stehen? Wie gehen die Partner z. B. mit dem Thema Eifersucht um?

4.1 Beziehungen: Wie können wir die Beziehungen zu anderen Menschen gestalten?

Eine zentrale Motivation des Menschen ist darauf gerichtet, befriedigende mitmenschliche Beziehungen zu gestalten (Bauer 2006). Anhand von Prozessen im Gehirn konnte nachgewiesen werden, dass der Kern der menschlichen Bestrebungen stark auf **zwischenmenschliche Anerkennung**, **Wertschätzung**, **Zuwendung** und **Zuneigung** abzielt. Verluste bzw. ein Mangel an wichtigen Beziehungen sind typische Auslöser für Depressionen und andere psychische Krisen. Viele Ziele des alltäglichen Lebens bestehen darin, Beziehungen aufzubauen oder zu erhalten. Beziehungsprobleme gelten als generelle Ursachen für die Suchtentwicklung und -aufrechterhaltung. Aber auch Therapieabbrüche hängen oft mit Beziehungskrisen zusammen.

Für den Suchtbereich gilt besonders: Alleine schafft es keiner!

Für eine gelungene Beziehungsgestaltung (unabhängig von der Art der Beziehung) gibt es fünf wesentliche Voraussetzungen.

Arbeitsblatt: Fünf Voraussetzungen für eine gute Beziehung

1. **Sehen und gesehen werden und nicht ausgegrenzt sein.** Wenn der Eindruck entsteht, dass eine wichtige Bezugsperson noch nicht einmal versucht, den anderen ausreichend zu beachten, zu akzeptieren und sich in ihn hineinzuversetzen, kann dies negative Reaktionen und sogar Aggressionen hervorrufen. Wie kann sich ein gegenseitiges »Aufeinander-Eingehen« in unterschiedlichen Beziehungen konkret äußern?

Mitpatienten

Kollegen

Freunde

Partner

2. Was verbindet – gemeinsame Interessen?

Mitpatienten

Kollegen

Freunde

Partner

3. Auf die Gefühle des anderen eingehen. Wie wird das deutlich?

Mitpatienten

Kollegen

Freunde

Partner

4. Gemeinsames Handeln und aktiv sein. Was können wir gemeinsam tun?

Mitpatienten

Kollegen

Freunde

Partner

5. Wechselseitig das Verhalten und die Absichten des anderen verstehen. Welche Probleme und Missverständnisse können sich hierbei ergeben?

Mitpatienten

Kollegen

Freunde

Partner

4.2 Konfliktbewältigung

Konflikte sind alltäglich, nicht ihre Vermeidung ist die Kunst, sondern ein akzeptabler Umgang damit und deren Bewältigung!

Arbeitsblatt: Konfliktbewältigung

1. Haben Sie sich in der letzten Zeit über jemanden geärgert oder verletzt gefühlt? Kam es durch die Art, *wie* miteinander geredet wurde, zu einem Konflikt? Worum ging es? *Wie* hätte das Gespräch anders, positiver verlaufen können?

---

2. Wie können Sie sich zukünftig in Situationen verhalten, in denen Streit zu eskalieren droht? Wie können Sie dem anderen Ihre Meinung sagen, z. B. Ihren Ärger ausdrücken, ohne ihn persönlich anzugreifen und beleidigend zu sein? Suchen Sie bitte nach konkreten Beispielen und machen konkrete Formulierungsvorschläge.

---

3. Wie könnten Sie damit umgehen, wenn jemand Sie provoziert und sich sehr verletzend verhält? Welche Möglichkeiten hätten Sie, um ruhig zu bleiben? Was könnten Sie zu sich selbst und was zu dem anderen sagen?

---

4. Stellen Sie sich folgende Situation vor: Sie haben sich über das Verhalten Ihres Gegenübers geärgert, sagen aber nicht, was Sie gestört hat. Später kommt es wegen einer Nichtigkeit zum Streit, die Sie normalerweise nicht so aufgeregt hätte. Die Stimmung wird noch schlechter, und beide gehen verärgert auseinander. Fällt Ihnen ein konkretes Beispiel hierzu ein? Wie könnten Sie sich in genau dieser Situation anders verhalten? Wie können Sie dem anderen deutlich machen, worum es Ihnen tatsächlich ging? Wie können Sie dafür sorgen, dass so etwas zukünftig seltener passiert?

4.3 Thema Partnerschaft

Arbeitsblatt: Alleinstehende mit Interesse an einer Partnerschaft

Dieser Fragebogen setzt sich mit **Wünschen**, **Vorstellungen** und **Einstellungen** zu einer zukünftigen Partnerschaft auseinander. Gibt es z. B. vor Eingang einer neuen Beziehung noch Probleme aus der Vergangenheit zu bewältigen? Wie können Sie einen neuen Partner finden? Und wie und wann sprechen Sie von Ihrer Abhängigkeit?

Bitte beurteilen Sie jede der folgenden Aussagen nach Ihrer persönlichen Wichtigkeit und kreuzen die zutreffende Zahl an. Zu den einzelnen Kategorien können jeweils eigene Ideen und Anmerkungen festgehalten werden. Das Ergebnis eignet sich als **Gesprächsgrundlage** z. B. in der Selbsthilfe- oder Therapiegruppe sowie zum Austausch mit Therapeuten und anderen wichtigen Personen. Je weiter Sie das Kreuz nach rechts setzen, umso größer ist die Bedeutung einer Aussage für Sie.

Selbsteinschätzung der Bedeutung für Sie

0 – 1 - 2 – 3 – 4 – 5 – 6
keine Bedeutung … **sehr hohe Bedeutung**

Was ist anders, wenn Sie wieder einen Partner haben?

Treue spielt wieder eine Rolle	**0-1-2-3-4-5-6**
Mehr Kontrolle (von außen)	**0-1-2-3-4-5-6**
Einsamkeit verschwindet; weniger allein sein	**0-1-2-3-4-5-6**
Tagesablauf ändert sich	**0-1-2-3-4-5-6**
Mehr Verantwortung	**0-1-2-3-4-5-6**
Andere Tagespläne	**0-1-2-3-4-5-6**
Wieder Zärtlichkeit	**0-1-2-3-4-5-6**
Das Gefühl, geliebt zu werden	**0-1-2-3-4-5-6**
Alltägliche Dinge zelebrieren (etwas schön machen)	**0-1-2-3-4-5-6**
Schmetterlinge im Bauch	**0-1-2-3-4-5-6**
Freude	**0-1-2-3-4-5-6**
Freizeitgestaltung wird schöner	**0-1-2-3-4-5-6**
Sexualleben	**0-1-2-3-4-5-6**
Gefühlswelt	**0-1-2-3-4-5-6**
Wärme	**0-1-2-3-4-5-6**
Gemeinsame Erlebnisse; gemeinsame Freizeitgestaltung	**0-1-2-3-4-5-6**
Intensivere Erlebnisse	**0-1-2-3-4-5-6**
Nähe	**0-1-2-3-4-5-6**
Zukunftspläne	**0-1-2-3-4-5-6**
Kinderwunsch	**0-1-2-3-4-5-6**
Vertrauen aufbauen	**0-1-2-3-4-5-6**
Kompromisse schließen	**0-1-2-3-4-5-6**
Größerer Bekanntenkreis	**0-1-2-3-4-5-6**
Schwierigkeiten gemeinsam meistern	**0-1-2-3-4-5-6**
Gegenseitige Hilfe im Haushalt	**0-1-2-3-4-5-6**

Zusätzliche Äußerungen:

____

____

____

Wie stellen Sie sich Ihren zukünftigen Partner vor?

Ehrlich	**0-1-2-3-4-5-6**
Zuverlässig	**0-1-2-3-4-5-6**
Humorvoll	**0-1-2-3-4-5-6**
Verständnisvoll	**0-1-2-3-4-5-6**
Stark	**0-1-2-3-4-5-6**
Suchtfrei	**0-1-2-3-4-5-6**
Gute Figur	**0-1-2-3-4-5-6**
Menschlich	**0-1-2-3-4-5-6**
Gepflegt	**0-1-2-3-4-5-6**
Wild	**0-1-2-3-4-5-6**
Spontan	**0-1-2-3-4-5-6**
Gleiche Interessen	**0-1-2-3-4-5-6**
Klar	**0-1-2-3-4-5-6**
Treu	**0-1-2-3-4-5-6**
Romantisch	**0-1-2-3-4-5-6**
Diskutierfähig	**0-1-2-3-4-5-6**
Guter Zuhörer	**0-1-2-3-4-5-6**
Kritikfähig	**0-1-2-3-4-5-6**
Selbstbewusst	**0-1-2-3-4-5-6**
Liebevoll	**0-1-2-3-4-5-6**
Kumpelhaft	**0-1-2-3-4-5-6**
Fraulich/feminin bzw. männlich/maskulin	**0-1-2-3-4-5-6**
Aktiv	**0-1-2-3-4-5-6**
Gepflegtes Erscheinungsbild	**0-1-2-3-4-5-6**
Flexibel	**0-1-2-3-4-5-6**
Intelligent	**0-1-2-3-4-5-6**
Im Berufleben stehend	**0-1-2-3-4-5-6**
Sportlich	**0-1-2-3-4-5-6**
Selbstständig	**0-1-2-3-4-5-6**
Verständnisvoll	**0-1-2-3-4-5-6**
Zielgerichtet	**0-1-2-3-4-5-6**
Über vieles miteinander reden können	**0-1-2-3-4-5-6**
Experimentierfreudig	**0-1-2-3-4-5-6**
Offen	**0-1-2-3-4-5-6**
Miteinander lachen können	**0-1-2-3-4-5-6**
Ernährungsbewusst	**0-1-2-3-4-5-6**
Konsequent	**0-1-2-3-4-5-6**
Anschmiegsam	**0-1-2-3-4-5-6**
Gut küssen können	**0-1-2-3-4-5-6**
Interesse an Sexualität	**0-1-2-3-4-5-6**

Zusätzliche Eigenschaften:

____

____

____

____

Wie und wo können Sie Ihren neuen Partner kennen lernen? Denken Sie bitte nicht nur an Orte.

Cafés	**0-1-2-3-4-5-6**
Arbeitsplatz	**0-1-2-3-4-5-6**
Beim Einkaufen	**0-1-2-3-4-5-6**
Frisörbesuch	**0-1-2-3-4-5-6**
Beim Sport	**0-1-2-3-4-5-6**
Im Internet	**0-1-2-3-4-5-6**
Im Kaufhaus	**0-1-2-3-4-5-6**
Spaziergang mit Hund	**0-1-2-3-4-5-6**
In Vereinen	**0-1-2-3-4-5-6**
Auf dem Flohmarkt	**0-1-2-3-4-5-6**
Kontaktanzeige	**0-1-2-3-4-5-6**
Im Lokal	**0-1-2-3-4-5-6**
An der Uni	**0-1-2-3-4-5-6**
Selbsthilfegruppe	**0-1-2-3-4-5-6**
Religiöse Gemeinschaften	**0-1-2-3-4-5-6**
Über Familie und Bekannte	**0-1-2-3-4-5-6**
Disco/Tanzveranstaltungen	**0-1-2-3-4-5-6**
Beim Bus oder Zug fahren	**0-1-2-3-4-5-6**
Öffentliche Orte	**0-1-2-3-4-5-6**

Zusätzliche Möglichkeiten:

____

____

____

____

Sprechen Sie über ihr Suchtproblem? Wie tun Sie das? Wann ist der richtige Zeitpunkt?

Nicht sofort, je nach Gefühl	**0-1-2-3-4-5-6**
Bei gegenseitigem Vertrauen	**0-1-2-3-4-5-6**
Im persönlichen Gespräch	**0-1-2-3-4-5-6**
Sachlich, faktisch	**0-1-2-3-4-5-6**
Ja, und zwar direkt beim Erstkontakt im Laufe des Gesprächs	**0-1-2-3-4-5-6**

Zusätzliche Äußerungen:

____

____

____

____

Was möchten Sie in einer neuen Partnerschaft anders machen als in früheren Beziehungen?

Interesse zeigen	**0-1-2-3-4-5-6**
Offener und mehr Reden	**0-1-2-3-4-5-6**
Ehrlich sein	**0-1-2-3-4-5-6**
Treu sein	**0-1-2-3-4-5-6**
Geduld zeigen	**0-1-2-3-4-5-6**
Probleme besprechen	**0-1-2-3-4-5-6**
Besser zuhören können	**0-1-2-3-4-5-6**
Romantisch sein	**0-1-2-3-4-5-6**
Wünsche und Bedürfnisse auszusprechen	**0-1-2-3-4-5-6**
Aktiver sein	**0-1-2-3-4-5-6**
Gleichberechtigung	**0-1-2-3-4-5-6**
Selbstständig bleiben	**0-1-2-3-4-5-6**
Nicht einengen	**0-1-2-3-4-5-6**
Nicht kontrollieren	**0-1-2-3-4-5-6**
Kompromissbereiter sein	**0-1-2-3-4-5-6**
Nicht zu oft nachgeben	**0-1-2-3-4-5-6**
Den Partner ernst nehmen	**0-1-2-3-4-5-6**
Partnerschaft pflegen	**0-1-2-3-4-5-6**
Kleine Aufmerksamkeiten	**0-1-2-3-4-5-6**
Sich nicht vom Alltag überrollen lassen	**0-1-2-3-4-5-6**
Den Partner nicht als selbstverständlich betrachten	**0-1-2-3-4-5-6**
Den Partner nicht betrügen, hintergehen, ihm etwas vormachen	**0-1-2-3-4-5-6**

Zusätzliche Veränderungen:

___

___

___

___

Wie können Sie Ihre Eigenständigkeit bewahren und trotzdem Nähe zulassen?

Eigene Interessen und Hobbys im angemessenen Rahmen pflegen **0-1-2-3-4-5-6**
Eigenen Freundeskreis pflegen **0-1-2-3-4-5-6**
Sinnvolle Form der Abgrenzung finden **0-1-2-3-4-5-6**
Grenzen vereinbaren und einhalten **0-1-2-3-4-5-6**
Viele Gespräche darüber führen **0-1-2-3-4-5-6**
Toleranz entwickeln **0-1-2-3-4-5-6**
Sich nicht aushalten lassen. Finanzielle Unabhängigkeit in der partnerschaftlichen und häuslichen Gemeinschaft **0-1-2-3-4-5-6**
Schaffen von Freiräumen für individuelle Wünsche und Bedürfnisse **0-1-2-3-4-5-6**
Rückzugsmöglichkeiten schaffen (für beide) **0-1-2-3-4-5-6**
Sich nicht hängen lassen, sich nicht abhängig machen **0-1-2-3-4-5-6**

Zusätzliche Äußerungen:

____

____

____

____

Welche Gründe könnte Eifersucht haben?

Persönliche Unsicherheit **0-1-2-3-4-5-6**
Geringes Selbstvertrauen/Minderwertigkeitsgefühle (z. B. durch eigene Arbeitslosigkeit) **0-1-2-3-4-5-6**
Schlechte Erfahrungen **0-1-2-3-4-5-6**
Zu verschiedene Interessen **0-1-2-3-4-5-6**
Zu große Ausstrahlungskraft auf das andere Geschlecht **0-1-2-3-4-5-6**
Partner ist zu tolerant **0-1-2-3-4-5-6**
Unregelmäßige Feierabende (der Partner hat oft keine Zeit) **0-1-2-3-4-5-6**

Zusätzliche Gründe:

____

____

____

____

Wie gehen Sie mit Eifersucht um?

Offen sein **0-1-2-3-4-5-6**
Ehrlichkeit pflegen **0-1-2-3-4-5-6**
Gespräch suchen **0-1-2-3-4-5-6**
Fair miteinander umgehen **0-1-2-3-4-5-6**
Vertrauen zeigen **0-1-2-3-4-5-6**
Auffälliges Verhalten ansprechen **0-1-2-3-4-5-6**
Keine Kontrolle **0-1-2-3-4-5-6**
Aggressionsfrei **0-1-2-3-4-5-6**
Gefühle der Unsicherheit aushalten **0-1-2-3-4-5-6**
Mit Freunden darüber reden **0-1-2-3-4-5-6**

Zusätzliche Äußerungen:

____

____

____

____

Haben Sie noch eine alte Trennung zu überwinden? Wenn ja – was hilft?

Sich Zeit für eine neue feste Beziehung lassen **0-1-2-3-4-5-6**
Mit anderen über frühere Verletzungen sprechen **0-1-2-3-4-5-6**
Selbstvertrauen wiedergewinnen **0-1-2-3-4-5-6**
Traurig sein – Gefühle zulassen **0-1-2-3-4-5-6**
Mit dem Ex-Partner das Gespräch suchen **0-1-2-3-4-5-6**
Über eigene Versäumnisse nachdenken **0-1-2-3-4-5-6**
Sich die negativen Seiten des anderen ins Gedächtnis rufen **0-1-2-3-4-5-6**
Spezielle Selbsthilfegruppen besuchen **0-1-2-3-4-5-6**
Wieder mehr weggehen **0-1-2-3-4-5-6**
Sich Zeit nehmen, zu sich selbst zu finden **0-1-2-3-4-5-6**
Über Fragen des Vertrauens sprechen **0-1-2-3-4-5-6**
Schlechte Erfahrungen nicht verallgemeinern **0-1-2-3-4-5-6**
Auf eine bessere Chance hoffen **0-1-2-3-4-5-6**

Zusätzliche Äußerungen:

____

____

____

____

Arbeitsblatt: Fünf Auslöser für Streit in der Partnerschaft

Probleme in Partnerschaften entstehen häufig in **fünf Hauptbereichen**. Oftmals kommt es wegen unterschiedlicher Einstellungen und Verhaltensweisen bezüglich dieser Themen zu Konflikten und Streit.

1. Geld

Persönliche Erfahrungen und Bewertungen dazu: ____________________

____

____

2. Erziehung

Persönliche Erfahrungen und Bewertungen dazu: ____________________

____

____

3. Ordnung

Persönliche Erfahrungen und Bewertungen dazu: ____________________

____

____

4. Vertrauen gegenüber dem Partner (z. B. im Zusammenhang mit Treue)

Persönliche Erfahrungen und Bewertungen dazu: ____________________

____

____

5. Bedürfnis nach Harmonie (wie viel, wie oft und worüber darf diskutiert bzw. gestritten werden)

Persönliche Erfahrungen und Bewertungen dazu: ____________________

____

____

Patient/Partner-Übereinstimmungsbogen

In diesem Partnerschaftsbogen sind eine Vielzahl von **Einstellungen** und **Verhaltensweisen** zur Beziehung und Suchtkrankheit zu bewerten. Nehmen beide Partner teil, ist ein direkter Vergleich ihrer Einschätzungen möglich. Bitte füllen Sie den Bogen in diesem Falle zunächst unabhängig voneinander aus. Die Ergebnisse bilden eine gute Grundlage für ein Paargespräch/eine Einzeltherapie und Diskussionen innerhalb der Partnerschaft. Je weiter Sie Ihr Kreuz nach rechts setzen, umso stärker ist die Bedeutung für Sie.

Bitte beurteilen Sie jede der folgenden Aussagen nach Ihrer persönlichen Wichtigkeit.

ausgefüllt: vom Patienten ( )

vom Partner ( )

(bitte ankreuzen)

Selbsteinschätzung der Bedeutung für Sie

0 – 1 - 2 – 3 – 4 – 5 – 6

keine Bedeutung — **sehr hohe Bedeutung**

Wie können Sie Ihren Partner in die Therapie einbeziehen?

Partner mit in das Therapiegeschehen einbeziehen **0-1-2-3-4-5-6**
Offen über alles sprechen **0-1-2-3-4-5-6**
Teil des Organisatorischen übernehmen **0-1-2-3-4-5-6**
Über das neu Gelernte mit dem Partner sprechen **0-1-2-3-4-5-6**
Mitteilung über Erfolge und Rückschläge **0-1-2-3-4-5-6**
Einsichten über negative Erlebnisse mitteilen **0-1-2-3-4-5-6**
Paargespräche/Partnerseminare **0-1-2-3-4-5-6**
Den Partner dazu motivieren, in eine Angehörigengruppe zu gehen **0-1-2-3-4-5-6**
Transparenz im Finanzwesen **0-1-2-3-4-5-6**
Briefe schreiben/regelmäßige Telefonate **0-1-2-3-4-5-6**
Den Partner mit in die Selbsthilfegruppe nehmen **0-1-2-3-4-5-6**
Das Suchtverhalten als Krankheit ansehen **0-1-2-3-4-5-6**
Kommunikation zwischen beiden verbessern **0-1-2-3-4-5-6**

Welche konkreten Probleme haben sich für den Partner aus der Suchtkrankheit ergeben?

Misstrauen/Vertrauensbruch **0-1-2-3-4-5-6**
Sorgen **0-1-2-3-4-5-6**
Zweifel **0-1-2-3-4-5-6**
Schlafstörung **0-1-2-3-4-5-6**
Geldsorgen **0-1-2-3-4-5-6**
Unruhe **0-1-2-3-4-5-6**
Depressive Verstimmung **0-1-2-3-4-5-6**
Mutlosigkeit **0-1-2-3-4-5-6**
Finanzielle Probleme **0-1-2-3-4-5-6**
Gesundheitliche Probleme **0-1-2-3-4-5-6**
Liebesverlust **0-1-2-3-4-5-6**
Sexuelle Probleme **0-1-2-3-4-5-6**
Suizidgedanken **0-1-2-3-4-5-6**
Zwangsgedanken **0-1-2-3-4-5-6**
Ängste **0-1-2-3-4-5-6**
Beziehung wird zur Hassliebe oder Zweckbeziehung **0-1-2-3-4-5-6**
Stress **0-1-2-3-4-5-6**

Wünsche/Bedürfnisse des Partners treten in den Hintergrund 0-1-2-3-4-5-6
Eifersucht 0-1-2-3-4-5-6
Aggressivität 0-1-2-3-4-5-6
Verlust von Freunden/Bekannten 0-1-2-3-4-5-6
Ausgrenzung 0-1-2-3-4-5-6

Gibt es Situationen, durch die das Vertrauensverhältnis gestört wurde?
Tausendmal versprochen, tausendmal gebrochen 0-1-2-3-4-5-6
Zu oft etwas verheimlicht, verschwiegen und gelogen 0-1-2-3-4-5-6
Zu oft später gekommen als geplant 0-1-2-3-4-5-6
Anstatt einzukaufen, Suchtmittel konsumiert 0-1-2-3-4-5-6
Statt Schulden zu begleichen, Geld für Suchtmittel ausgegeben 0-1-2-3-4-5-6
Fremdgehen 0-1-2-3-4-5-6

Gibt es gegenseitige Vorwürfe? Wenn ja, welche?
»Du hast mich beleidigt, deswegen habe ich zum Suchtmittel gegriffen.« 0-1-2-3-4-5-6
»Du hast mich nicht ernst genommen.« 0-1-2-3-4-5-6
»Trennungsgespräche haben mich wieder zum Suchtmittelgebrauch geführt.« 0-1-2-3-4-5-6
Meckern über Kleinigkeiten, die aufgebauscht wurden 0-1-2-3-4-5-6
»Du machst alles kaputt durch deine Sucht.« 0-1-2-3-4-5-6
»Du liebst mich nicht.« 0-1-2-3-4-5-6
»Du verstehst mich nicht.« 0-1-2-3-4-5-6
»Wir haben nur aneinander vorbei gelebt.« 0-1-2-3-4-5-6
»Du machst nichts mehr für mich.« 0-1-2-3-4-5-6
»Du denkst nur noch an dich.« 0-1-2-3-4-5-6
»Mach doch, was du willst.« 0-1-2-3-4-5-6
»Ich denke nur an dich, was soll ich denn noch alles tun?« 0-1-2-3-4-5-6
»Mir ist doch alles egal.« 0-1-2-3-4-5-6
»Was du immer hast.« 0-1-2-3-4-5-6
»Du kriegst nichts auf die Reihe.« 0-1-2-3-4-5-6
»Du machst alles kaputt.« 0-1-2-3-4-5-6
»Du vertraust mir nicht.« 0-1-2-3-4-5-6
»Du betrügst mich.« 0-1-2-3-4-5-6
»Du kannst es nicht lassen.« 0-1-2-3-4-5-6
»Du bist faul.« 0-1-2-3-4-5-6
»Du verprasst das Geld.« 0-1-2-3-4-5-6
»Du achtest nie auf den Haushalt.« 0-1-2-3-4-5-6

Wie gehen Sie damit um, wenn der Partner über seine Erlebnisse sprechen möchte?
»Ich stelle mich den Gesprächen.« 0-1-2-3-4-5-6
»Ich versuche mich in die Lage meines Partners zu versetzen.« 0-1-2-3-4-5-6
Mut haben, über alles zu sprechen 0-1-2-3-4-5-6
Selbstvertrauen haben 0-1-2-3-4-5-6
Eigene Fehler einsehen 0-1-2-3-4-5-6
»Ich werde mir Mühe geben, dich nicht mehr zu enttäuschen.« 0-1-2-3-4-5-6
Versuchen, die Enttäuschung zu verstehen und um Verzeihung bitten 0-1-2-3-4-5-6

Was tun, wenn frühere Ereignisse die Partnerschaft belasten und der Partner Schwierigkeiten hat, damit zurechtzukommen?
Verletzungen als Folge des Suchtverhaltens erkennen. 0-1-2-3-4-5-6
Gespräche darüber führen 0-1-2-3-4-5-6
Bei Bedarf therapeutische Hilfe in Anspruch nehmen 0-1-2-3-4-5-6
Durch konkretes Verhalten beweisen, dass der Partner wieder Vertrauen haben kann 0-1-2-3-4-5-6

Mehr gemeinsam unternehmen **0-1-2-3-4-5-6**
Sehr viel Geduld aufbringen **0-1-2-3-4-5-6**
Erlebnisse nicht vergessen, damit diese nicht noch einmal eintreten **0-1-2-3-4-5-6**
Konfliktsituationen frühzeitig erkennen **0-1-2-3-4-5-6**
Oder so gut wie möglich damit umgehen (keine Eskalation) **0-1-2-3-4-5-6**
Kompromissbereitschaft **0-1-2-3-4-5-6**
Zuhören **0-1-2-3-4-5-6**
Sich Zeit nehmen **0-1-2-3-4-5-6**
Eigenbild/Fremdbild überprüfen **0-1-2-3-4-5-6**
Ausreden lassen **0-1-2-3-4-5-6**
Angemessenen Rahmen für das Gespräch schaffen **0-1-2-3-4-5-6**
Kritik annehmen **0-1-2-3-4-5-6**
Professionelle Hilfe aufsuchen (z. B. Psychologe) **0-1-2-3-4-5-6**
Gruppenbesuche **0-1-2-3-4-5-6**
Akzeptieren, dass Probleme bestehen **0-1-2-3-4-5-6**

Wodurch könnte der Partner Hilfe bekommen?

Selbsthilfegruppe für Angehörige besuchen **0-1-2-3-4-5-6**
Suchtberatungsstelle aufsuchen **0-1-2-3-4-5-6**
Im Freundeskreis offen mit allem umgehen und sich somit Hilfe holen **0-1-2-3-4-5-6**
Sich Mühe geben, damit es aufwärts geht **0-1-2-3-4-5-6**
Den Partner darüber informieren, welches Verständnis von Therapie man hat **0-1-2-3-4-5-6**
Sichtbare Veränderung im eigenen Verhalten **0-1-2-3-4-5-6**
Für den anderen da sein, wenn man gebraucht wird **0-1-2-3-4-5-6**
Schutz und Sicherheit bieten **0-1-2-3-4-5-6**
Toleranz zeigen **0-1-2-3-4-5-6**
Seelsorger aufsuchen **0-1-2-3-4-5-6**
Paargespräche nach der Therapie weiterführen **0-1-2-3-4-5-6**
Eltern/Verwandte einbeziehen **0-1-2-3-4-5-6**
Liebe/Zuwendung öfter zeigen **0-1-2-3-4-5-6**

Soll sich etwas an der Partnerschaft ändern? Wenn ja – was genau?

Nichts mehr für selbstverständlich halten **0-1-2-3-4-5-6**
Miteinander an einem Strang ziehen **0-1-2-3-4-5-6**
Sexualleben verbessern **0-1-2-3-4-5-6**
Nicht so oft allein weggehen, sondern gemeinsam etwas unternehmen **0-1-2-3-4-5-6**
Vorwürfe und Schuldgefühle abbauen **0-1-2-3-4-5-6**
Mehr über die Suchtprobleme reden **0-1-2-3-4-5-6**
Die Liebe wieder zum Leben erwecken und aufblühen lassen **0-1-2-3-4-5-6**
Neue Ziele **0-1-2-3-4-5-6**
Getrennte Wohnungen **0-1-2-3-4-5-6**
Getrennte Konten **0-1-2-3-4-5-6**
Freiräume schaffen **0-1-2-3-4-5-6**
Gemeinsame Interessen aufbauen **0-1-2-3-4-5-6**
Vorgenommene Absichten nicht in der Routine des Alltags untergehen lassen **0-1-2-3-4-5-6**
Täglich für die Partnerschaft kämpfen **0-1-2-3-4-5-6**
Behutsam/sorgsam sein **0-1-2-3-4-5-6**
Eigene Persönlichkeit bewahren **0-1-2-3-4-5-6**
Bestimme Zeiten für Gespräche festlegen **0-1-2-3-4-5-6**
Tag gut und sinnvoll strukturieren **0-1-2-3-4-5-6**
Weniger fernsehen **0-1-2-3-4-5-6**

Welche Gründe könnte Eifersucht haben?

Heimlichkeiten **0-1-2-3-4-5-6**
»Der Partner glaubte, dass ich fremdgehe, dabei ging ich meiner Suchtbefriedigung nach.« **0-1-2-3-4-5-6**
Zu spät nach Hause kommen **0-1-2-3-4-5-6**
»Die Partner(in) guckt andere Männer/Frauen so an, wie man es selbst möchte.« **0-1-2-3-4-5-6**
Langes Chatten im Internet **0-1-2-3-4-5-6**
Keine Aufmerksamkeit mehr bekommen **0-1-2-3-4-5-6**
Mit anderen lange Gespräche am Telefon **0-1-2-3-4-5-6**
Sich nach dem Sex sofort abwenden **0-1-2-3-4-5-6**
Verbringt mehr Zeit mit anderen **0-1-2-3-4-5-6**
»Er/sie bringt zu häufig Geschenke mit.« **0-1-2-3-4-5-6**
»Redet mehr über Arbeitskollegen als über den Partner.« **0-1-2-3-4-5-6**
Überstunden **0-1-2-3-4-5-6**
Seltener Sex **0-1-2-3-4-5-6**
Gepflegteres Äußeres als sonst **0-1-2-3-4-5-6**
Häufig nicht ans Telefon gehen **0-1-2-3-4-5-6**
Ausweichen vor Gesprächen **0-1-2-3-4-5-6**
Hinhaltetaktik **0-1-2-3-4-5-6**
»Nervöser« Umgang mit dem Handy **0-1-2-3-4-5-6**

Wie gehe ich mit Eifersucht um?

Bedenken offen ansprechen **0-1-2-3-4-5-6**
Freiwillig Rechenschaft über Abwesenheiten etc. ablegen **0-1-2-3-4-5-6**
Ruhe bewahren **0-1-2-3-4-5-6**
Nicht durchdrehen, wenn irgendwelche Vorwürfe entstehen **0-1-2-3-4-5-6**
»Ich gebe zu, dass ich eifersüchtig bin.« **0-1-2-3-4-5-6**
»Ich spreche mit dem Partner darüber, dass ich mich betrogen fühle.« **0-1-2-3-4-5-6**
»Ich höre damit auf, es zu verdrängen.« **0-1-2-3-4-5-6**
Tolerant bleiben **0-1-2-3-4-5-6**
Kontrolle vermeiden **0-1-2-3-4-5-6**
Nicht hinter dem Rücken schlecht über den anderen reden **0-1-2-3-4-5-6**
Wünsche/Bedürfnisse formulieren **0-1-2-3-4-5-6**
Sich selbst hinterfragen **0-1-2-3-4-5-6**
Dem Partner Glauben schenken und vertrauen **0-1-2-3-4-5-6**
Kompromisse eingehen **0-1-2-3-4-5-6**

Wie kann übermäßige Eifersucht vermieden, Vertrauen geschaffen und erhalten werden?

Auf das eigene Verhalten achten **0-1-2-3-4-5-6**
Unnötige Provokation vermeiden **0-1-2-3-4-5-6**
Keine falschen Schlussfolgerungen ziehen **0-1-2-3-4-5-6**
Vorher nachfragen **0-1-2-3-4-5-6**
Gesundes Selbstvertrauen **0-1-2-3-4-5-6**
Nicht alles auf die »Goldwaage« legen **0-1-2-3-4-5-6**
Dem anderen die Gefühle zeigen **0-1-2-3-4-5-6**
Freiräume lassen **0-1-2-3-4-5-6**
Situationen aus der Sicht des anderen sehen **0-1-2-3-4-5-6**
Negative Gedanken vermeiden, damit Eifersucht nicht zustande kommt **0-1-2-3-4-5-6**
Ehrlichkeit sich selbst gegenüber schafft Vertrauen **0-1-2-3-4-5-6**
Paartherapie, Eheberatung **0-1-2-3-4-5-6**

Wie kann ich meine Eigenständigkeit bewahren und trotzdem Nähe zu lassen?
Wozu ist die Eigenständigkeit gut?

Mit beiden Beinen im Leben stehen	**0-1-2-3-4-5-6**
Sich nahe sein, ohne den Partner zu bevormunden	**0-1-2-3-4-5-6**
Selbstbewusst und gelassen sein, um stabil zu bleiben	**0-1-2-3-4-5-6**
Eigenständigkeit ist ein Mittel gegen Suchtdruck	**0-1-2-3-4-5-6**
Nicht klammern	**0-1-2-3-4-5-6**
Eigener Bekanntenkreis	**0-1-2-3-4-5-6**
Eigene Interessen/Bedürfnisse nicht außer Acht lassen	**0-1-2-3-4-5-6**
Gleichberechtigte Partnerschaft führen	**0-1-2-3-4-5-6**
Nicht vom anderen abhängig werden	**0-1-2-3-4-5-6**
Jeder soll Zeit für sich selbst haben	**0-1-2-3-4-5-6**
Gemeinsam die Freiräume festlegen	**0-1-2-3-4-5-6**

In welchen vergangenen und aktuellen Situationen gibt es Konflikte, die zu Ärger und Aggressivität führen?
Welche Gründe gibt es?

Zu viel Arbeit	**0-1-2-3-4-5-6**
Zu wenig Zeit	**0-1-2-3-4-5-6**
Stresssituationen	**0-1-2-3-4-5-6**
Kindererziehung	**0-1-2-3-4-5-6**
Verschiedene Meinungen	**0-1-2-3-4-5-6**
Rechthaberei	**0-1-2-3-4-5-6**
Eifersucht	**0-1-2-3-4-5-6**
Provokation	**0-1-2-3-4-5-6**
Misstrauen	**0-1-2-3-4-5-6**
Arbeitslosigkeit	**0-1-2-3-4-5-6**
Antriebslosigkeit	**0-1-2-3-4-5-6**
Langeweile	**0-1-2-3-4-5-6**
Vorwürfe	**0-1-2-3-4-5-6**
Einmischung von Schwiegereltern oder Eltern	**0-1-2-3-4-5-6**
Heimlichtuerei, Unehrlichkeit	**0-1-2-3-4-5-6**
Wenn die Liebe nachlässt	**0-1-2-3-4-5-6**
Zu wenig Freiraum, Kontrolle	**0-1-2-3-4-5-6**
Ungünstige Rollenverteilung	**0-1-2-3-4-5-6**
Triebhaftigkeit, den anderen bedrängen	**0-1-2-3-4-5-6**
Respektlosigkeit	**0-1-2-3-4-5-6**
Unterschiedliche Meinungen über Freundeskreis	**0-1-2-3-4-5-6**
Egoismus	**0-1-2-3-4-5-6**
Alkohol, Drogen, süchtige Medikamenteneinnahme	**0-1-2-3-4-5-6**
Misstrauen: »Wo warst du, hast du heute wieder Drogen genommen/getrunken?«	**0-1-2-3-4-5-6**
»Du bist ewig weg, lässt mich alleine, wo kommst du her?«	**0-1-2-3-4-5-6**
»Wie siehst du heute aus?«	**0-1-2-3-4-5-6**
»Wenn du nicht aufhörst, ziehe ich aus.«	**0-1-2-3-4-5-6**
»Was sollen die Nachbarn denken?«	**0-1-2-3-4-5-6**
»Ich werde damit alleine fertig.«	**0-1-2-3-4-5-6**
»Das dumme Gefrage nach dem Wieso und Warum.«	**0-1-2-3-4-5-6**
»Du hast eine andere/einen anderen.«	**0-1-2-3-4-5-6**
Nicht im Haushalt helfen	**0-1-2-3-4-5-6**
Unaufmerksamkeiten im Umgang miteinander	**0-1-2-3-4-5-6**
Launen und Stimmungen	**0-1-2-3-4-5-6**
Psychische Gewalt, vom Partner ausgehend	**0-1-2-3-4-5-6**
Unterschiedliche Vorstellungen von Freizeitgestaltung	**0-1-2-3-4-5-6**
Unaufgeräumte Wohnung	**0-1-2-3-4-5-6**

Liebesentzug 0-1-2-3-4-5-6
Gemeinsame Pläne werden über den Haufen geworfen 0-1-2-3-4-5-6
Aufwärmen alter Geschichten 0-1-2-3-4-5-6

Welche Strategien kann man anwenden, um Streit nicht eskalieren zu lassen?

Feste Absprachen darüber, wie man konstruktiv streitet 0-1-2-3-4-5-6
Grenzen festlegen 0-1-2-3-4-5-6
Familiengespräche, evtl. auch Familientherapie 0-1-2-3-4-5-6
Einbeziehung bei der Arbeitssuche 0-1-2-3-4-5-6
Selbst ehrlich sein, Vermeidung von Notlügen 0-1-2-3-4-5-6
Gemeinsame »Highlights« 0-1-2-3-4-5-6
Keinen unnötigen Stress verursachen: mehr Lob und Anerkennung 0-1-2-3-4-5-6
Abgesprochene Zeiten einhalten 0-1-2-3-4-5-6
Klare, faire Aufteilung von Pflichten 0-1-2-3-4-5-6
Keine Beleidigungen 0-1-2-3-4-5-6
Sich nicht gehen lassen (Pflege) 0-1-2-3-4-5-6
Erst denken, dann reden 0-1-2-3-4-5-6
Kontrolle beim Streit: Situation verlassen 0-1-2-3-4-5-6
Auseinandersetzung auf einen späteren Zeitpunkt verlegen 0-1-2-3-4-5-6
Reizthemen im passenden Moment ansprechen 0-1-2-3-4-5-6
Eigene Bedürfnisse einfühlend mitteilen 0-1-2-3-4-5-6
Manipulation vermeiden 0-1-2-3-4-5-6
Gemeinsam mit dem Partner in eine Selbsthilfegruppe gehen 0-1-2-3-4-5-6
Zuhören, ausreden lassen 0-1-2-3-4-5-6
Gefühle des Partners ernst nehmen 0-1-2-3-4-5-6
Kritik nicht zu persönlich nehmen 0-1-2-3-4-5-6
Versuche der Beruhigung 0-1-2-3-4-5-6
Selbstbeherrschung 0-1-2-3-4-5-6
Versuchen, den Überblick zu behalten, sich der Situation bewusst sein 0-1-2-3-4-5-6
Taktisch vorgehen – nicht alles auf einmal lösen wollen 0-1-2-3-4-5-6
Nicht übertreiben 0-1-2-3-4-5-6
Einsicht zeigen: Argumente des anderen ernst nehmen 0-1-2-3-4-5-6
Eine andere Meinung akzeptieren 0-1-2-3-4-5-6
Versuchen, sachlich zu bleiben 0-1-2-3-4-5-6
Fehler eingestehen 0-1-2-3-4-5-6
Sich entschuldigen können 0-1-2-3-4-5-6
Die Art zu streiten thematisieren 0-1-2-3-4-5-6

Wie gelingt es am besten, sexuelle Probleme und Wünsche zu thematisieren?
Bitte an konkrete Beispiele denken!

Wünsche offen äußern 0-1-2-3-4-5-6
Zusammen Lektüre lesen 0-1-2-3-4-5-6
Reizthema in entspannter Atmosphäre und bei genügend Zeit ansprechen 0-1-2-3-4-5-6
Die Wünsche des Partners respektieren 0-1-2-3-4-5-6
Taktvoll und ohne Vorwürfe Dinge besprechen 0-1-2-3-4-5-6
Zärtlichkeit 0-1-2-3-4-5-6
Sich in dem Arm nehmen 0-1-2-3-4-5-6
Dem anderen zeigen, begehrt zu sein 0-1-2-3-4-5-6
In therapeutischen Gruppen, mit anderen Paaren 0-1-2-3-4-5-6
Zusammen experimentieren, was beiden gefällt 0-1-2-3-4-5-6
Abklären der Toleranzgrenzen 0-1-2-3-4-5-6
Rücksichtnahme 0-1-2-3-4-5-6

4.4 Rollenspiele

Es ist von Vorteil, **gewünschtes Verhalten** in der Therapiesituation zu **erproben**, nicht nur darüber zu reden oder es sich vorzunehmen, sondern in die Tat umzusetzen.

Verhalten, das in Szenen gespielt wird, lässt sich leichter auf reale Situationen anwenden. Der Phantasie sind dabei kaum Grenzen gesetzt, sich **Spielszenen auszudenken**, die in sozialen Situationen von Bedeutung sind.

Es kann sich um Beziehungsprobleme im Allgemeinen oder um Situationen in Zusammenhang mit Suchtthemen handeln. Häufig muss man zunächst Ängste, eine Rolle zu übernehmen, abbauen. Deshalb ist eine Rolle auch mit mehreren »Spielern« zu besetzen. Ein bisschen Lampenfieber ist normal.

Eine gute Vorbereitung und Absprache des Themas, eine Diskussion darüber, was an einer Situation interessant und darstellenswert ist, erleichtern das Herangehen schon erheblich. Die Rollenspieler setzen sich zuvor zusammen und »hecken« den gemeinsamen Plan und die Rollenverteilung aus. Die angeführten Beispiele sind beliebig zu verändern oder erweitern.

Arbeitsblatt: Rollenspiele

Situation: Abbau von Misstrauen bei Alkohol-, Drogen- und Medikamentenabhängigkeit (nach der Therapie)

1. Situation in der Kleingruppe diskutieren.
2. Führen Sie den Konflikt im Rollenspiel weiter aus!

Rollen möglichst mit mehreren Personen besetzen!

Spielszene:
Partnerin oder guter Bekannter: »Hast du dich schon wieder so stark verspätet. Du wirst doch nicht …?«

Aufgabe: Da kein Rückfall vorliegt und das Misstrauen den anderen verletzt, entwickeln Sie ein Gespräch, in dem das Misstrauen abgebaut wird.

Notiz: Wer spielt was?

Falls Sie eine andere eigene Situation darstellen wollen, die mit dem Krankheitsverständnis zu tun hat:

Notiz: Wer spielt was?

Situation: Woran ist zu erkennen, dass sich der Alkoholkonsum (die Drogeneinnahme, der Medikamentenmissbrauch) zu einer Krankheit entwickelte?

1. Situation in der Kleingruppe diskutieren.
2. Führen Sie den Konflikt im Rollenspiel weiter aus!

Rollen möglichst mit mehreren Personen besetzen!

Spielszene:
Bekannte: »Wie kann der Alkoholkonsum (die Drogeneinnahme, der Medikamentenmissbrauch) zu einer Krankheit werden? Wie erkennt man, dass es eine Krankheit ist?«

Aufgabe: Möglichst verständlich erklären, wie man sich die Entstehung und den Ablauf der Alkoholkrankheit (Drogen-, Medikamentenabhängigkeit) vorstellen kann.

Notiz: Wer spielt was?

Falls Sie eine andere eigene Situation darstellen wollen, die mit dem Krankheitsverständnis zu tun hat:

Notiz: Wer spielt was?

Situation: »Nein sagen«/Im Betrieb sollen Überstunden gemacht werden

1. Situation in der Kleingruppe diskutieren.
2. Führen Sie den Konflikt im Rollenspiel weiter aus!

Rollen möglichst mit mehreren Personen besetzen!

Spielszene:
Vorgesetzte: »Ihr müsst heute vier Stunden länger arbeiten. Der Auftrag muss unbedingt noch raus!«

Aufgabe: Untergebene sollen »Nein« sagen oder nach einem Kompromiss suchen.

Notiz: Wer spielt was?

Falls Sie eine andere eigene Situation im Betrieb, beim Arbeitsamt o. Ä. darstellen wollen:

Notiz: Wer spielt was?

Situation: Konflikte um Geld

1. Situation in der Kleingruppe diskutieren.
2. Führen Sie den Konflikt im Rollenspiel weiter aus!

Rollen möglichst mit mehreren Personen besetzen!

Spielszene:
Frau: »Ich war gerade bei der Bank. Das Konto ist überzogen. Hast du eine Ahnung, wie das sein kann? Wir müssen die Stromrechnung noch bezahlen, und der »Kleine« braucht noch Geld für Schulbücher.«

Mann: »Keine Ahnung, muss doch auf den Kontoauszügen stehen ...«

Frau: »Auf dem letzten Kontoauszug war eine Abhebung von 200 € vom Geldautomat in ...«

Mann: »Ja, stimmt ich habe das Geld abgehoben. Hier sind 100 €.«

Frau: »Und der Rest?«

Mann: »Längst ausgegeben.«

Frau: »Wofür? Wir brauchen jeden Cent. Da stimmt doch was nicht! Du warst bestimmt wieder Drogen (Alkohol, Medikamente) besorgen. Bei deinen ‚Kumpels' in der Stammkneipe!!«

Aufgabe: Geld zum Thema machen und Konflikt lösen.

Notiz: Wer spielt was?

Falls Sie eine andere eigene Situation in der Familie darstellen wollen:

____

____

____

____

Notiz: Wer spielt was?

Situation: Freitagabend: Aufforderung zum Trinken oder zur Drogeneinnahme von Bekannten

Ort: In der Kneipe oder auf Drogenplätzen
1. Situation in der Kleingruppe diskutieren.
2. Führen Sie den Konflikt im Rollenspiel weiter aus!

Rollen möglichst mit mehreren Personen besetzen!

Spielszene:
Herr A.: »Jetzt wollen wir es uns mal richtig gut gehen lassen.«

Herr B.: »Endlich Freizeit, war'ne anstrengende Woche.«

Herr C.: »Jetzt haben wir uns das Bierchen (einen Joint) richtig verdient.«

Herr D.: »Für mich nicht ! Eine Apfelschorle bitte.«

Herr B.: »Jetzt hört euch das an, wie bist du denn drauf? Apfelschorle kennen wir hier nicht. (lacht) Einen kannst du doch wohl!!«

Aufgabe: Möglichkeiten erproben, die Situation geschickt zu bewältigen.
Notiz: Wer spielt was?

Falls Sie eine andere eigene Situation in der Kneipe darstellen wollen:

Notiz: Wer spielt was?

Situation: Partnerschaft – unberechtigte Vorwürfe wegen eines Rückfalls

1. Situation in der Kleingruppe diskutieren.
2. Führen Sie den Konflikt im Rollenspiel weiter aus!

Rollen möglichst mit mehreren Personen besetzen!

Spielszene:
Frau: »Wo bist du schon wieder gewesen?«

Mann: »Ich war nur kurz beim Nachbarn, habe ihm die Bohrmaschine wiedergebracht.«

Frau: »Da wart ihr wohl wieder in der Scheune, wo der Herr Nachbar seine Fläschchen versteckt. Lass mal riechen. Du hast bestimmt wieder getrunken.«

Aufgabe: Misstrauen thematisieren und abbauen.

Notiz: Wer spielt was?

Falls Sie eine andere eigene Situation in der Familie darstellen wollen:

Notiz: Wer spielt was?

5 Gefühle zeigen – »Gefühlskiste«

Einführung

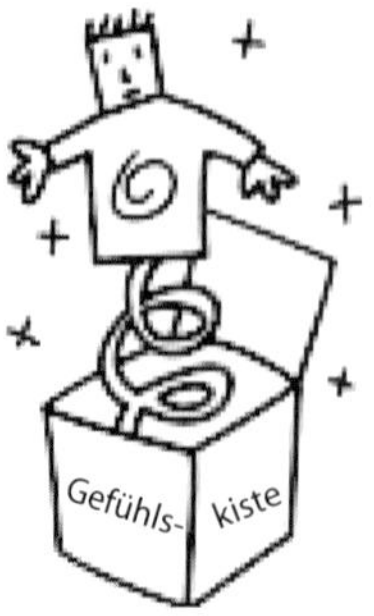

Die meisten reagieren zunächst erstaunt darüber, wie viele verschiedene Gefühle es gibt. Es gehört zur psychischen Gesundheit, Gefühle richtig zu benennen und zum Ausdruck zu bringen (Steiner & Perry 1999). Dabei wird von Psychohygiene (psychisches »Saubermachen«) gesprochen, wenn man sich über alltägliche Empfindungen und Belastungen austauscht, sich so erleichtert und plötzlich doch eher das Posititive sieht.

Die Arbeitsmaterialien dienen dazu, den Umgang mit Gefühlen zu erleichtern und zu lernen, besser »darüber zu sprechen«. Zusammenhänge zum Suchtverhalten sollen geklärt werden: Welchen Einfluss hat die Wirkung des Suchtmittels zu Beginn und am Ende der Krankheitsentwicklung? Lässt sich der Umgang mit bestimmten Empfindungen verbessern? Wie lauten eigene Zielsetzungen dazu?

Anschließend sind verschiedene Situationen danach zu beurteilen, welche Gefühle daran beteiligt sind. Oft ist überraschend, dass eine Mischung von positiven und negativen Gefühlen vorliegt, Freud und Leid zwei Seiten einer Medaille zu sein scheinen.

Arbeitsblatt: Wirkung des Suchtmittels (1. Sitzung)

Welche **Gefühlsveränderungen** haben Sie durch den Einsatz des Suchtmittels **gesucht**?
Welche Empfindungen, die in der folgenden Gefühlsliste (Fliegel u. Kämmerer 2006) genannt sind, sollten sich eher steigern und welche abschwächen oder waren nicht betroffen (neutral)?
(Bitte jeweils auf der Ziffer ankreuzen!)

	stark ab-schwächen	neutral	stark steigern
Freude			
Begeisterung	1 – 2 – 3 – 4 – 5 – 6 – 7		
Dankbarkeit	1 – 2 – 3 – 4 – 5 – 6 – 7		
Freude	1 – 2 – 3 – 4 – 5 – 6 – 7		
Gier	1 – 2 – 3 – 4 – 5 – 6 – 7		
Glück	1 – 2 – 3 – 4 – 5 – 6 – 7		
Leidenschaft	1 – 2 – 3 – 4 – 5 – 6 – 7		
Liebe	1 – 2 – 3 – 4 – 5 – 6 – 7		
Lust	1 – 2 – 3 – 4 – 5 – 6 – 7		
Rührung	1 – 2 – 3 – 4 – 5 – 6 – 7		
Stolz	1 – 2 – 3 – 4 – 5 – 6 – 7		
Selbstvertrauen	1 – 2 – 3 – 4 – 5 – 6 – 7		
Überlegenheit	1 – 2 – 3 – 4 – 5 – 6 – 7		
Zufriedenheit	1 – 2 – 3 – 4 – 5 – 6 – 7		
Zuneigung	1 – 2 – 3 – 4 – 5 – 6 – 7		
Zuversicht	1 – 2 – 3 – 4 – 5 – 6 – 7		
Traurigkeit			
Beleidigt sein	1 – 2 – 3 – 4 – 5 – 6 – 7		
Einsamkeit	1 – 2 – 3 – 4 – 5 – 6 – 7		
Enttäuschung	1 – 2 – 3 – 4 – 5 – 6 – 7		
Gekränkt sein	1 – 2 – 3 – 4 – 5 – 6 – 7		
Hilflosigkeit	1 – 2 – 3 – 4 – 5 – 6 – 7		
Leere	1 – 2 – 3 – 4 – 5 – 6 – 7		
Langeweile	1 – 2 – 3 – 4 – 5 – 6 – 7		
Mitgefühl	1 – 2 – 3 – 4 – 5 – 6 – 7		
Mitleid	1 – 2 – 3 – 4 – 5 – 6 – 7		
Sehnsucht	1 – 2 – 3 – 4 – 5 – 6 – 7		
Traurigkeit	1 – 2 – 3 – 4 – 5 – 6 – 7		
Verzweiflung	1 – 2 – 3 – 4 – 5 – 6 – 7		

	stark abschwächen			neutral			stark steigern
Ängstlichkeit							
Angst	1	2	3	4	5	6	7
Anspannung	1	2	3	4	5	6	7
Furcht	1	2	3	4	5	6	7
Nervosität	1	2	3	4	5	6	7
Peinlichkeit	1	2	3	4	5	6	7
Reue	1	2	3	4	5	6	7
Schreck	1	2	3	4	5	6	7
Scham	1	2	3	4	5	6	7
Schuld	1	2	3	4	5	6	7
Sorge	1	2	3	4	5	6	7
Unsicherheit	1	2	3	4	5	6	7
Unterlegenheit	1	2	3	4	5	6	7
Ärger/Wut							
Ärger	1	2	3	4	5	6	7
Abneigung	1	2	3	4	5	6	7
Ablehnung	1	2	3	4	5	6	7
Eifersucht	1	2	3	4	5	6	7
Groll	1	2	3	4	5	6	7
Hass	1	2	3	4	5	6	7
Missmut	1	2	3	4	5	6	7
Misstrauen	1	2	3	4	5	6	7
Neid	1	2	3	4	5	6	7
Trotz	1	2	3	4	5	6	7
Ungeduld	1	2	3	4	5	6	7
Verachtung	1	2	3	4	5	6	7
Widerwille	1	2	3	4	5	6	7
Wut	1	2	3	4	5	6	7
Zorn	1	2	3	4	5	6	7
Andere Gefühle							
Ekel	1	2	3	4	5	6	7
Erschöpfung	1	2	3	4	5	6	7
Gelassenheit	1	2	3	4	5	6	7
Neugier	1	2	3	4	5	6	7
Skepsis	1	2	3	4	5	6	7
Überforderung	1	2	3	4	5	6	7

Arbeitsblatt: Folgeerscheinungen (2. Sitzung)

Was sind die **emotionalen Folgen** des Suchtverhaltens? Die Gefühlsliste soll als Zweites hinsichtlich der Frage eingeschätzt werden, wie sich die einzelnen Empfindungen in Folge des Suchtverhaltens – am »Tiefpunkt« – verändert haben. Welche Gefühle haben abgenommen, welche zugenommen, oder wo ist keine Veränderung (neutral) vorhanden? (Bitte jeweils auf der Ziffer ankreuzen!)

	stark ab-genommen			neutral			stark zuge-nommen
Freude							
Begeisterung	1	2	3	4	5	6	7
Dankbarkeit	1	2	3	4	5	6	7
Freude	1	2	3	4	5	6	7
Gier	1	2	3	4	5	6	7
Glück	1	2	3	4	5	6	7
Leidenschaft	1	2	3	4	5	6	7
Liebe	1	2	3	4	5	6	7
Lust	1	2	3	4	5	6	7
Rührung	1	2	3	4	5	6	7
Stolz	1	2	3	4	5	6	7
Selbstvertrauen	1	2	3	4	5	6	7
Überlegenheit	1	2	3	4	5	6	7
Zufriedenheit	1	2	3	4	5	6	7
Zuneigung	1	2	3	4	5	6	7
Zuversicht	1	2	3	4	5	6	7
Traurigkeit							
Beleidigt sein	1	2	3	4	5	6	7
Einsamkeit	1	2	3	4	5	6	7
Enttäuschung	1	2	3	4	5	6	7
Gekränkt sein	1	2	3	4	5	6	7
Hilflosigkeit	1	2	3	4	5	6	7
Leere	1	2	3	4	5	6	7
Langeweile	1	2	3	4	5	6	7
Mitgefühl	1	2	3	4	5	6	7
Mitleid	1	2	3	4	5	6	7
Sehnsucht	1	2	3	4	5	6	7
Traurigkeit	1	2	3	4	5	6	7
Verzweiflung	1	2	3	4	5	6	7

	stark ab-genommen	neutral	stark zuge-nommen

Angst

Angst ________ 1 – 2 – 3 – 4 – 5 – 6 – 7
Anspannung ________ 1 – 2 – 3 – 4 – 5 – 6 – 7
Furcht ________ 1 – 2 – 3 – 4 – 5 – 6 – 7
Nervosität ________ 1 – 2 – 3 – 4 – 5 – 6 – 7
Peinlichkeit ________ 1 – 2 – 3 – 4 – 5 – 6 – 7
Reue ________ 1 – 2 – 3 – 4 – 5 – 6 – 7
Schreck ________ 1 – 2 – 3 – 4 – 5 – 6 – 7
Scham ________ 1 – 2 – 3 – 4 – 5 – 6 – 7
Schuld ________ 1 – 2 – 3 – 4 – 5 – 6 – 7
Sorge ________ 1 – 2 – 3 – 4 – 5 – 6 – 7
Unsicherheit ________ 1 – 2 – 3 – 4 – 5 – 6 – 7
Unterlegenheit ________ 1 – 2 – 3 – 4 – 5 – 6 – 7

Ärger/Wut

Ärger ________ 1 – 2 – 3 – 4 – 5 – 6 – 7
Abneigung ________ 1 – 2 – 3 – 4 – 5 – 6 – 7
Ablehnung ________ 1 – 2 – 3 – 4 – 5 – 6 – 7
Eifersucht ________ 1 – 2 – 3 – 4 – 5 – 6 – 7
Groll ________ 1 – 2 – 3 – 4 – 5 – 6 – 7
Hass ________ 1 – 2 – 3 – 4 – 5 – 6 – 7
Missmut ________ 1 – 2 – 3 – 4 – 5 – 6 – 7
Misstrauen ________ 1 – 2 – 3 – 4 – 5 – 6 – 7
Neid ________ 1 – 2 – 3 – 4 – 5 – 6 – 7
Trotz ________ 1 – 2 – 3 – 4 – 5 – 6 – 7
Ungeduld ________ 1 – 2 – 3 – 4 – 5 – 6 – 7
Verachtung ________ 1 – 2 – 3 – 4 – 5 – 6 – 7
Widerwille ________ 1 – 2 – 3 – 4 – 5 – 6 – 7
Wut ________ 1 – 2 – 3 – 4 – 5 – 6 – 7
Zorn ________ 1 – 2 – 3 – 4 – 5 – 6 – 7

Andere Gefühle

Ekel ________ 1 – 2 – 3 – 4 – 5 – 6 – 7
Erschöpfung ________ 1 – 2 – 3 – 4 – 5 – 6 – 7
Gelassenheit ________ 1 – 2 – 3 – 4 – 5 – 6 – 7
Neugier ________ 1 – 2 – 3 – 4 – 5 – 6 – 7
Skepsis ________ 1 – 2 – 3 – 4 – 5 – 6 – 7
Überforderung ________ 1 – 2 – 3 – 4 – 5 – 6 – 7

Arbeitsblatt: Verbesserung des Umgangs mit Gefühlen (3. Sitzung)

Als Nächstes unterstreichen Sie bitte die **Gefühle** (vorherige Liste), mit denen Sie den Umgang **verbessern** möchten.

Tragen Sie diese Gefühle dann in die untere Liste ein und notieren dazu Möglichkeiten, wie dieses Ziel zu erreichen ist.

Besserer Umgang mit: ______________________________

Wege, dies umzusetzen: ______________________________

____

____

Besserer Umgang mit: ______________________________

Wege, dies umzusetzen: ______________________________

____

____

Besserer Umgang mit: ______________________________

Wege, dies umzusetzen: ______________________________

____

____

Besserer Umgang mit: ______________________________

Wege, dies umzusetzen: ______________________________

____

____

Besserer Umgang mit: ____________________

Wege, dies umzusetzen: ____________________

____

____

Besserer Umgang mit: ____________________

Wege, dies umzusetzen: ____________________

____

____

Besserer Umgang mit: ____________________

Wege, dies umzusetzen: ____________________

____

____

Besserer Umgang mit: ____________________

Wege, dies umzusetzen: ____________________

____

____

Besserer Umgang mit: ____________________

Wege, dies umzusetzen: ____________________

____

____

Arbeitsblätter: Einschätzung der Gefühle in bestimmten Situationen (4. Sitzung)

In den nachfolgenden Arbeitsblättern sind verschiedene Situationen geschildert, die Sie danach beurteilen sollen, **welche Gefühle** bei Ihnen daran **beteiligt** sein könnten. Gehen Sie dazu die Liste durch und kreuzen im jeweiligen Kästchen die betreffende(n) Empfindung(en) an.

Situation: Die Abteilung »Verkauf« tritt gegen die »Buchhaltung« beim Kegeln an.

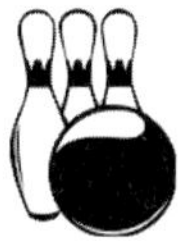

(Bitte in den Kästchen ankreuzen!)

- Begeisterung ☐
- Dankbarkeit ☐
- Freude ☐
- Gier ☐
- Glück ☐
- Leidenschaft ☐
- Liebe ☐
- Lust ☐
- Rührung ☐
- Stolz ☐
- Selbstvertrauen ☐
- Überlegenheit ☐
- Zufriedenheit ☐
- Zuneigung ☐
- Zuversicht ☐
- Nervosität ☐
- Peinlichkeit ☐
- Reue ☐
- Schreck ☐
- Scham ☐
- Sorge ☐
- Erschöpfung ☐
- Schuld ☐
- Unterlegenheit ☐
- Unsicherheit ☐
- Neid ☐
- Neugier ☐
- Überforderung ☐
- Widerwille ☐
- Zorn ☐
- Beleidigt sein ☐
- Einsamkeit ☐
- Enttäuschung ☐
- Gekränkt sein ☐
- Hilflosigkeit ☐
- Leere ☐
- Langeweile ☐
- Mitgefühl ☐
- Mitleid ☐
- Sehnsucht ☐
- Traurigkeit ☐
- Verzweiflung ☐
- Angst ☐
- Anspannung ☐
- Furcht ☐
- Ablehnung ☐
- Eifersucht ☐
- Hass ☐
- Abneigung ☐
- Missmut ☐
- Ärger ☐
- Gelassenheit ☐
- Misstrauen ☐
- Trotz ☐
- Ungeduld ☐
- Verachtung ☐
- Skepsis ☐
- Ekel ☐
- Wut ☐
- Sonstiges: ☐

Situation: Für eine gute Leistung bekommen Sie ein »dickes« Lob.

(Bitte in den Kästchen ankreuzen!)

Begeisterung ______	☐	Beleidigt sein ______	☐
Dankbarkeit ______	☐	Einsamkeit ______	☐
Freude ______	☐	Enttäuschung ______	☐
Gier ______	☐	Gekränkt sein ______	☐
Glück ______	☐	Hilflosigkeit ______	☐
Leidenschaft ______	☐	Leere ______	☐
Liebe ______	☐	Langeweile ______	☐
Lust ______	☐	Mitgefühl ______	☐
Rührung ______	☐	Mitleid ______	☐
Stolz ______	☐	Sehnsucht ______	☐
Selbstvertrauen ______	☐	Traurigkeit ______	☐
Überlegenheit ______	☐	Verzweiflung ______	☐
Zufriedenheit ______	☐	Angst ______	☐
Zuneigung ______	☐	Anspannung ______	☐
Zuversicht ______	☐	Furcht ______	☐
Nervosität ______	☐	Ablehnung ______	☐
Peinlichkeit ______	☐	Eifersucht ______	☐
Reue ______	☐	Hass ______	☐
Schreck ______	☐	Abneigung ______	☐
Scham ______	☐	Missmut ______	☐
Sorge ______	☐	Ärger ______	☐
Erschöpfung ______	☐	Gelassenheit ______	☐
Schuld ______	☐	Misstrauen ______	☐
Unterlegenheit ______	☐	Trotz ______	☐
Unsicherheit ______	☐	Ungeduld ______	☐
Neid ______	☐	Verachtung ______	☐
Neugier ______	☐	Skepsis ______	☐
Überforderung ______	☐	Ekel ______	☐
Widerwille ______	☐	Wut ______	☐
Zorn ______	☐	Sonstiges: ______	☐

Situation: Welche Gefühle treten nach einem Rückfall auf?

(Bitte in den Kästchen ankreuzen!)

- Begeisterung ______ ☐
- Dankbarkeit ______ ☐
- Freude ______ ☐
- Gier ______ ☐
- Glück ______ ☐
- Leidenschaft ______ ☐
- Liebe ______ ☐
- Lust ______ ☐
- Rührung ______ ☐
- Stolz ______ ☐
- Selbstvertrauen ______ ☐
- Überlegenheit ______ ☐
- Zufriedenheit ______ ☐
- Zuneigung ______ ☐
- Zuversicht ______ ☐
- Nervosität ______ ☐
- Peinlichkeit ______ ☐
- Reue ______ ☐
- Schreck ______ ☐
- Scham ______ ☐
- Sorge ______ ☐
- Erschöpfung ______ ☐
- Schuld ______ ☐
- Unterlegenheit ______ ☐
- Unsicherheit ______ ☐
- Neid ______ ☐
- Neugier ______ ☐
- Überforderung ______ ☐
- Widerwille ______ ☐
- Zorn ______ ☐
- Beleidigt sein ______ ☐
- Einsamkeit ______ ☐
- Enttäuschung ______ ☐
- Gekränkt sein ______ ☐
- Hilflosigkeit ______ ☐
- Leere ______ ☐
- Langeweile ______ ☐
- Mitgefühl ______ ☐
- Mitleid ______ ☐
- Sehnsucht ______ ☐
- Traurigkeit ______ ☐
- Verzweiflung ______ ☐
- Angst ______ ☐
- Anspannung ______ ☐
- Furcht ______ ☐
- Ablehnung ______ ☐
- Eifersucht ______ ☐
- Hass ______ ☐
- Abneigung ______ ☐
- Missmut ______ ☐
- Ärger ______ ☐
- Gelassenheit ______ ☐
- Misstrauen ______ ☐
- Trotz ______ ☐
- Ungeduld ______ ☐
- Verachtung ______ ☐
- Skepsis ______ ☐
- Ekel ______ ☐
- Wut ______ ☐
- Sonstiges: ______ ☐

Situation: »Krach« in der Partnerschaft

(Bitte in den Kästchen ankreuzen!)

Begeisterung ______	☐	Beleidigt sein ______	☐
Dankbarkeit ______	☐	Einsamkeit ______	☐
Freude ______	☐	Enttäuschung ______	☐
Gier ______	☐	Gekränkt sein ______	☐
Glück ______	☐	Hilflosigkeit ______	☐
Leidenschaft ______	☐	Leere ______	☐
Liebe ______	☐	Langeweile ______	☐
Lust ______	☐	Mitgefühl ______	☐
Rührung ______	☐	Mitleid ______	☐
Stolz ______	☐	Sehnsucht ______	☐
Selbstvertrauen ______	☐	Traurigkeit ______	☐
Überlegenheit ______	☐	Verzweiflung ______	☐
Zufriedenheit ______	☐	Angst ______	☐
Zuneigung ______	☐	Anspannung ______	☐
Zuversicht ______	☐	Furcht ______	☐
Nervosität ______	☐	Ablehnung ______	☐
Peinlichkeit ______	☐	Eifersucht ______	☐
Reue ______	☐	Hass ______	☐
Schreck ______	☐	Abneigung ______	☐
Scham ______	☐	Missmut ______	☐
Sorge ______	☐	Ärger ______	☐
Erschöpfung ______	☐	Gelassenheit ______	☐
Schuld ______	☐	Misstrauen ______	☐
Unterlegenheit ______	☐	Trotz ______	☐
Unsicherheit ______	☐	Ungeduld ______	☐
Neid ______	☐	Verachtung ______	☐
Neugier ______	☐	Skepsis ______	☐
Überforderung ______	☐	Ekel ______	☐
Widerwille ______	☐	Wut ______	☐
Zorn ______	☐	Sonstiges: ______	☐

Situation: Kritik des Vorgesetzten

(Bitte in den Kästchen ankreuzen!)

- Begeisterung ______ ☐
- Dankbarkeit ______ ☐
- Freude ______ ☐
- Gier ______ ☐
- Glück ______ ☐
- Leidenschaft ______ ☐
- Liebe ______ ☐
- Lust ______ ☐
- Rührung ______ ☐
- Stolz ______ ☐
- Selbstvertrauen ______ ☐
- Überlegenheit ______ ☐
- Zufriedenheit ______ ☐
- Zuneigung ______ ☐
- Zuversicht ______ ☐
- Nervosität ______ ☐
- Peinlichkeit ______ ☐
- Reue ______ ☐
- Schreck ______ ☐
- Scham ______ ☐
- Sorge ______ ☐
- Erschöpfung ______ ☐
- Schuld ______ ☐
- Unterlegenheit ______ ☐
- Unsicherheit ______ ☐
- Neid ______ ☐
- Neugier ______ ☐
- Überforderung ______ ☐
- Widerwille ______ ☐
- Zorn ______ ☐
- Beleidigt sein ______ ☐
- Einsamkeit ______ ☐
- Enttäuschung ______ ☐
- Gekränkt sein ______ ☐
- Hilflosigkeit ______ ☐
- Leere ______ ☐
- Langeweile ______ ☐
- Mitgefühl ______ ☐
- Mitleid ______ ☐
- Sehnsucht ______ ☐
- Traurigkeit ______ ☐
- Verzweiflung ______ ☐
- Angst ______ ☐
- Anspannung ______ ☐
- Furcht ______ ☐
- Ablehnung ______ ☐
- Eifersucht ______ ☐
- Hass ______ ☐
- Abneigung ______ ☐
- Missmut ______ ☐
- Ärger ______ ☐
- Gelassenheit ______ ☐
- Misstrauen ______ ☐
- Trotz ______ ☐
- Ungeduld ______ ☐
- Verachtung ______ ☐
- Skepsis ______ ☐
- Ekel ______ ☐
- Wut ______ ☐
- Sonstiges: ______ ☐

Weitere Situationen, die Sie einschätzen möchten:

Situation: ______________________________

(Bitte in den Kästchen ankreuzen!)

Begeisterung ______	☐	Beleidigt sein ______	☐
Dankbarkeit ______	☐	Einsamkeit ______	☐
Freude ______	☐	Enttäuschung ______	☐
Gier ______	☐	Gekränkt sein ______	☐
Glück ______	☐	Hilflosigkeit ______	☐
Leidenschaft ______	☐	Leere ______	☐
Liebe ______	☐	Langeweile ______	☐
Lust ______	☐	Mitgefühl ______	☐
Rührung ______	☐	Mitleid ______	☐
Stolz ______	☐	Sehnsucht ______	☐
Selbstvertrauen ______	☐	Traurigkeit ______	☐
Überlegenheit ______	☐	Verzweiflung ______	☐
Zufriedenheit ______	☐	Angst ______	☐
Zuneigung ______	☐	Anspannung ______	☐
Zuversicht ______	☐	Furcht ______	☐
Nervosität ______	☐	Ablehnung ______	☐
Peinlichkeit ______	☐	Eifersucht ______	☐
Reue ______	☐	Hass ______	☐
Schreck ______	☐	Abneigung ______	☐
Scham ______	☐	Missmut ______	☐
Sorge ______	☐	Ärger ______	☐
Erschöpfung ______	☐	Gelassenheit ______	☐
Schuld ______	☐	Misstrauen ______	☐
Unterlegenheit ______	☐	Trotz ______	☐
Unsicherheit ______	☐	Ungeduld ______	☐
Neid ______	☐	Verachtung ______	☐
Neugier ______	☐	Skepsis ______	☐
Überforderung ______	☐	Ekel ______	☐
Widerwille ______	☐	Wut ______	☐
Zorn ______	☐	Sonstiges: ______	☐

Situation: ____________________

(Bitte in den Kästchen ankreuzen!)

Begeisterung ____	☐	Beleidigt sein ____	☐
Dankbarkeit ____	☐	Einsamkeit ____	☐
Freude ____	☐	Enttäuschung ____	☐
Gier ____	☐	Gekränkt sein ____	☐
Glück ____	☐	Hilflosigkeit ____	☐
Leidenschaft ____	☐	Leere ____	☐
Liebe ____	☐	Langeweile ____	☐
Lust ____	☐	Mitgefühl ____	☐
Rührung ____	☐	Mitleid ____	☐
Stolz ____	☐	Sehnsucht ____	☐
Selbstvertrauen ____	☐	Traurigkeit ____	☐
Überlegenheit ____	☐	Verzweiflung ____	☐
Zufriedenheit ____	☐	Angst ____	☐
Zuneigung ____	☐	Anspannung ____	☐
Zuversicht ____	☐	Furcht ____	☐
Nervosität ____	☐	Ablehnung ____	☐
Peinlichkeit ____	☐	Eifersucht ____	☐
Reue ____	☐	Hass ____	☐
Schreck ____	☐	Abneigung ____	☐
Scham ____	☐	Missmut ____	☐
Sorge ____	☐	Ärger ____	☐
Erschöpfung ____	☐	Gelassenheit ____	☐
Schuld ____	☐	Misstrauen ____	☐
Unterlegenheit ____	☐	Trotz ____	☐
Unsicherheit ____	☐	Ungeduld ____	☐
Neid ____	☐	Verachtung ____	☐
Neugier ____	☐	Skepsis ____	☐
Überforderung ____	☐	Ekel ____	☐
Widerwille ____	☐	Wut ____	☐
Zorn ____	☐	Sonstiges: ____	☐

6 Geld zum Thema machen

Einführung

Jeder kennt die Aussagen, »Haus und Hof vertrunken« zu haben. Unter Alkoholeinfluss regiert oft der Leichtsinn: Es werden Runden ausgegeben, Barbesuche finden statt und zusätzliches Geld wird für Taxifahrten, Rauchen und Essen gehen ausgegeben. Drogen sind häufig nur durch illegale Handlungen finanzierbar. Finanzielle Schwierigkeiten und Schulden werden verdrängt, und der Suchtmittelkonsum hilft, die Realität nicht wahrzunehmen. Das Bewusstsein geht verloren, dass Geld den Gegenwert meist harter Arbeit darstellt. Die nachfolgenden Arbeitsmaterialien setzen sich mit Einstellungen und problematischen Verhaltensweisen zum Geld auseinander und ermöglichen eine bessere Planung. Vor allem in der Familie ist Geld ein Auslöser für Konflikte: Sind bestimmte Anschaffungen notwendig? Lohnt sich tatsächlich zusätzliches Arbeiten (häufige Überstunden), um einen Kauf zu tätigen? Kann ein Verzicht gar ein Gewinn sein? Sind solche Überlegungen vor der Geldausgabe wichtig? Eine bedeutende Frage ist zudem, ob es sinnvoll ist, sich einen genaueren Überblick über Einnahmen und Ausgaben zu verschaffen, etwa durch das Führen von Haushaltsplänen und täglichen Ausgabenprotokollen. Wie hoch sollte das »Taschengeld« für den persönlichen Gebrauch sein?

Bei größeren Schulden kann die Hilfe von Experten (z. B. Schuldnerberatung) unumgänglich sein. Falsche Schamgefühle sind beim Thema Geld fehl am Platze! Auch Fragen danach, wie viel etwas kostet und ob man es sich leisten kann, sollten keine Tabus sein!

Arbeitsanweisung: Die nachfolgenden Selbsteinschätzungen bilden eine gute Grundlage für eine Gruppendiskussion oder Gespräche mit vertrauten Personen. Im »Arbeitsblatt: Was möchte ich im Umgang mit dem Geld konkret verbessern?« können dann konkrete Veränderungswünsche festgehalten werden. Hierzu kann auch das »Infoblatt: Geld zum Thema machen« herangezogen werden. Falls notwendig, sind mit den Arbeitsblättern zur Schuldenbilanz und Regulierung, zum Tagesausgabenprotokoll und zu Monatsausgaben Arbeitsmaterialien vorhanden, um sich einen Überblick über Schulden, tägliche und monatliche Ausgaben zu verschaffen.

Arbeitsblatt: Bewertungen und Einstellungen zum Thema Geld

Kreuzen Sie bitte jeweils an, in welchem Maße eine Aussage für Sie zutrifft:

	trifft gar nicht zu … trifft sehr stark zu
01. Geld ist Macht/Einfluss/Prestige. ______ persönliche Notizen (eigene Gedanken und Gefühle dazu):	1 – 2 – 3 – 4 – 5 – 6 – 7
02. Geld ist Kontaktmittel. ______ persönliche Notizen (eigene Gedanken und Gefühle dazu):	1 – 2 – 3 – 4 – 5 – 6 – 7
03. Freizeitgestaltung und Hobbys sind teuer. ______ persönliche Notizen (eigene Gedanken und Gefühle dazu):	1 – 2 – 3 – 4 – 5 – 6 – 7
04. Bei Geld denke ich an Schulden. ______ persönliche Notizen (eigene Gedanken und Gefühle dazu):	1 – 2 – 3 – 4 – 5 – 6 – 7
05. Konto überzogen. ______ persönliche Notizen (eigene Gedanken und Gefühle dazu):	1 – 2 – 3 – 4 – 5 – 6 – 7
06. Gerichtsvollzieher. ______ persönliche Notizen (eigene Gedanken und Gefühle dazu):	1 – 2 – 3 – 4 – 5 – 6 – 7
07. Schlaflose Nächte. ______ persönliche Notizen (eigene Gedanken und Gefühle dazu):	1 – 2 – 3 – 4 – 5 – 6 – 7
08. Fördert die Gier/Besessenheit. ______ persönliche Notizen (eigene Gedanken und Gefühle dazu):	1 – 2 – 3 – 4 – 5 – 6 – 7
09. Bedeutet Luxus. ______ persönliche Notizen (eigene Gedanken und Gefühle dazu):	1 – 2 – 3 – 4 – 5 – 6 – 7
10. Geld sparen für Notlagen. ______ persönliche Notizen (eigene Gedanken und Gefühle dazu):	1 – 2 – 3 – 4 – 5 – 6 – 7
11. Geld macht zufrieden. ______ persönliche Notizen (eigene Gedanken und Gefühle dazu):	1 – 2 – 3 – 4 – 5 – 6 – 7
12. Geld macht überheblich/Größenwahn. ______ persönliche Notizen (eigene Gedanken und Gefühle dazu):	1 – 2 – 3 – 4 – 5 – 6 – 7
13. Geld macht leichtsinnig. ______ persönliche Notizen (eigene Gedanken und Gefühle dazu):	1 – 2 – 3 – 4 – 5 – 6 – 7
14. Fördert Streit/Auseinandersetzungen. ______ persönliche Notizen (eigene Gedanken und Gefühle dazu):	1 – 2 – 3 – 4 – 5 – 6 – 7

	trifft gar nicht zu … trifft sehr stark zu
15. Denke an Beschaffungskriminalität. ______	1 – 2 – 3 – 4 – 5 – 6 – 7
persönliche Notizen (eigene Gedanken und Gefühle dazu):	
16. Geiz ist geil. ______	1 – 2 – 3 – 4 – 5 – 6 – 7
persönliche Notizen (eigene Gedanken und Gefühle dazu):	
17. Schulden begleichen. ______	1 – 2 – 3 – 4 – 5 – 6 – 7
persönliche Notizen (eigene Gedanken und Gefühle dazu):	
18. Shoppen gehen. ______	1 – 2 – 3 – 4 – 5 – 6 – 7
persönliche Notizen (eigene Gedanken und Gefühle dazu):	
19. Geld schafft Selbstwertgefühl. ______	1 – 2 – 3 – 4 – 5 – 6 – 7
persönliche Notizen (eigene Gedanken und Gefühle dazu):	
20. Gibt Sicherheit und Unabhängigkeit. ______	1 – 2 – 3 – 4 – 5 – 6 – 7
persönliche Notizen (eigene Gedanken und Gefühle dazu):	
21. Macht begehrenswert. ______	1 – 2 – 3 – 4 – 5 – 6 – 7
persönliche Notizen (eigene Gedanken und Gefühle dazu):	
22. Kredit und Ratenkäufe. ______	1 – 2 – 3 – 4 – 5 – 6 – 7
persönliche Notizen (eigene Gedanken und Gefühle dazu):	
23. Rechnungen und Mahnungen. ______	1 – 2 – 3 – 4 – 5 – 6 – 7
persönliche Notizen (eigene Gedanken und Gefühle dazu):	
24. Verleitet, unüberlegte Dinge zu tun. ______	1 – 2 – 3 – 4 – 5 – 6 – 7
persönliche Notizen (eigene Gedanken und Gefühle dazu):	
25. Geld verleihen. ______	1 – 2 – 3 – 4 – 5 – 6 – 7
persönliche Notizen (eigene Gedanken und Gefühle dazu):	
26. Verträge (Handy) abschließen. ______	1 – 2 – 3 – 4 – 5 – 6 – 7
persönliche Notizen (eigene Gedanken und Gefühle dazu):	
27. Freundschaft und Zuneigung erkaufen. ______	1 – 2 – 3 – 4 – 5 – 6 – 7
persönliche Notizen (eigene Gedanken und Gefühle dazu):	
28. Kredithaie. ______	1 – 2 – 3 – 4 – 5 – 6 – 7
persönliche Notizen (eigene Gedanken und Gefühle dazu):	
29. Geld vermehren. ______	1 – 2 – 3 – 4 – 5 – 6 – 7
persönliche Notizen (eigene Gedanken und Gefühle dazu):	
30. Börsengeschäfte. ______	1 – 2 – 3 – 4 – 5 – 6 – 7
persönliche Notizen (eigene Gedanken und Gefühle dazu):	

	trifft gar nicht zu – trifft sehr stark zu
31. Mit wenig Einsatz viel Geld machen. ______ persönliche Notizen (eigene Gedanken und Gefühle dazu):	1 – 2 – 3 – 4 – 5 – 6 – 7
32. Geld heißt Erfolg. ______ persönliche Notizen (eigene Gedanken und Gefühle dazu):	1 – 2 – 3 – 4 – 5 – 6 – 7
33. Altersvorsorge. ______ persönliche Notizen (eigene Gedanken und Gefühle dazu):	1 – 2 – 3 – 4 – 5 – 6 – 7
34. Anschaffungen, sich etwas gönnen. ______ persönliche Notizen (eigene Gedanken und Gefühle dazu):	1 – 2 – 3 – 4 – 5 – 6 – 7
35. Prestigekonsumgüter sind für mich wichtig. ______ persönliche Notizen (eigene Gedanken und Gefühle dazu):	1 – 2 – 3 – 4 – 5 – 6 – 7

Bewertungen und Einstellungen, die bisher nicht genannt wurden:

______

______

______

______

______

Infoblatt: Geld zum Thema machen

- Rückhaltlose Bilanz der aktuellen finanziellen Verhältnisse
- Notwendigen Beratungsbedarf in Anspruch nehmen
- Überblick über Ausgaben verschaffen
- Anschaffungen an das Ende des Monats legen (Haushaltsbuch, kontrollierte Ausgaben, Einkaufzettel etc.)
- Rücklagen bilden – Geld nie bis auf null ausgeben
- Keine spontanen oder sinnlosen Einkäufe
- Keine unüberlegten Kredite und vorsichtig sein beim Geldverleihen
- Unnötige Kosten vermeiden (Größe des Autos, Wohnung, Telefon, Strom etc.)
- Guthabenkonto
- Nicht über die eigenen Verhältnisse leben
- Bei Bedarf professionelle Schuldnerberatung
- Rechnungen und Schulden bezahlen
- Vorsicht bei Rateneinkäufen
- Klare Absprachen über Einnahmen und Ausgaben mit dem Lebenspartner treffen
- Altersvorsorge treffen
- Verzichten lernen, sich trotzdem etwas gönnen
- Lernen, zu sparen
- Überblick über Kreditkarten behalten
- Finanzielle Freiräume für Hobbys einplanen
- Höhe des eigenen Taschengeldes abwägen
- Wenn notwendig: vorübergehende Fremdverwaltung des Geldes
- Überflüssige Kreditkarten und Konten aufgeben
- Untereinander keine »Deals«, gemeinsame »Geschäfte«, Verträge o. Ä.

Arbeitsblatt: Was möchte ich im Umgang mit dem Geld konkret verbessern?

01. ______________________________

02. ______________________________

03. ______________________________

04. ______________________________

05. ______________________________

06. ______________________________

07. ______________________________

08. ______________________________

09. ______________________________

10. ______________________________

11. ______________________________

12. ______________________________

13. ______________________________

14. ______________________________

15. ______________________________

16. ______________________________

17. ______________________________

18. ______________________________

19. ______________________________

20. ______________________________

Arbeitsblatt: Schuldenbilanz und Regulierung

Name: ____________________ Datum: ____________________

Alle Gläubiger Name/Institut	Schulden zum jetzigen Zeitpunkt	augenblick-liche Regelung	neue Regelung	tatsächlich gezahlte Monatsraten					
				Monat:	Monat:	Monat:	Monat:	Monat:	Restschuld
			Gesamt						

Arbeitsblatt: Den Überblick behalten/Tagesausgabenprotokoll und Monatshaushaltsplan

Tagesausgabenprotokoll

Name: ________________________________ Datum: ______________

Einnahmen	Ausgaben	Einnahmen	Ausgaben
Vorhandenes Taschengeld: _____ €	Tabakwaren: _____ €	Vorhandenes Taschengeld: _____ €	Tabakwaren: _____ €
	Kaffee: _____ €		Kaffee: _____ €
	Lebensmittel: _____ €		Lebensmittel: _____ €
	Essen gehen: _____ €		Essen gehen: _____ €
	Kino/Veranst.: _____ €		Kino/Veranst.: _____ €
Zusätzlich eingenommen: _____ €	Kleidung: _____ €	Zusätzlich eingenommen: _____ €	Kleidung: _____ €
	Toilettenartikel: _____ €		Toilettenartikel: _____ €
	Zeitungen: _____ €		Zeitungen: _____ €
	Bücher: _____ €		Bücher: _____ €
	sonst. Anschaff. _____ €		sonst. Anschaff. _____ €
	Sonstiges: _____ €		Sonstiges: _____ €
Gesamtsumme: _____ €	Gesamtsumme: _____ €	Gesamtsumme: _____ €	Gesamtsumme: _____ €

Gesamtsumme: ____________________ € Gesamtsumme: ____________________ €

./. Ausgaben ____________________ € ./. Ausgaben ____________________ €

Tagesausgabenprotokoll

Übertrag: ______________________ €
für nächsten Plan

Name: ______________________________ Datum: ______________

Einnahmen	Ausgaben	Einnahmen	Ausgaben
Vorhandenes Taschengeld: ______ €	Tabakwaren: ______ €	Vorhandenes Taschengeld: ______ €	Tabakwaren: ______ €
	Kaffee: ______ €		Kaffee: ______ €
	Lebensmittel: ______ €		Lebensmittel: ______ €
	Essen gehen: ______ €		Essen gehen: ______ €
	Kino/Veranst.: ______ €		Kino/Veranst.: ______ €
Zusätzlich eingenommen: ______ €	Kleidung: ______ €	Zusätzlich eingenommen: ______ €	Kleidung: ______ €
	Toilettenartikel: ______ €		Toilettenartikel: ______ €
	Zeitungen: ______ €		Zeitungen: ______ €
	Bücher: ______ €		Bücher: ______ €
	sonst. Anschaff. ______ €		sonst. Anschaff. ______ €
	Sonstiges: ______ €		Sonstiges: ______ €
Gesamtsumme: ______ €	Gesamtsumme: ______ €	Gesamtsumme: ______ €	Gesamtsumme: ______ €

Gesamtsumme: ______________________ € Gesamtsumme: ______________________ €

./. Ausgaben ______________________ € ./. Ausgaben ______________________ €

Monatshaushaltsplan

Name: ______________________ Datum: ______________

Einnahmen	**Ausgaben**
regelmäßig ________ € Übergangsgeld/Krankengeld/Sozialhilfe etc.	Familie: ________ € Versorgung, Unterhalt, Kinder
	Miete/ Nebenkosten ________ €
zusätzliche Einnahmen: ________ €	Versicherungen Beiträge, Vereine etc. ________ €
	Abzahlungen: Schulden, Kredite, Raten ________ €
monatliche Gesamteinnahmen: ________ €	feste monatliche Gesamtausgaben: ________ €

Gesamteinnahmen ________ €

./. Gesamtausgaben ________ €

________ €

Überschuss ________ €

monatliches Taschengeld ________ €
(mit dem zuständigen Bezugstherapeuten abgesprochen)

Welchen Betrag ________ € kann man unbedenklich mit sich führen?

7 Rückfallverhütung

Einführung

Ein großer Teil der Forschung in der Suchttherapie konzentriert sich auf die Rückfallverhütung. Zunächst mag es unangenehm sein, sich mit dieser Fragestellung auseinanderzusetzen. Da Suchtverhalten wegen des weiterhin aktiven »Suchtgedächtnisses« nicht geheilt, sondern »nur« zum Stillstand gebracht werden kann, besteht die Gefahr des Rückfalls nach einer Therapie fort.

Es gibt verschiedene Modelle, wie es zu Rückfälligkeit kommt. Die Ursachen können vielfältig sein und vom Leichtsinn bis hin zu schwierigen Problemsituationen und einem unausgewogenen Lebensstil reichen. Oft steuert man dann nicht direkt, sondern eher »um sechs Ecken« auf das Suchtmittel zu.

Die Krankheitseinsicht kann verloren gehen (»Es tut nichts mehr weh, warum soll man es dann nicht mit einem kleinen Schluck oder etwas Dope versuchen?«).

Ein wichtiger Grundsatz lautet, dass das gewünschte Verhalten, die Abstinenz, nur beibehalten wird, wenn die Vorteile überwiegen. Eine Auseinandersetzung mit bisherigen Erkenntnissen und Gedanken aus der Fachliteratur zur Rückfallverhütung findet statt.

Es geht bei diesem Projekt in erster Linie darum, persönliche Gefahrensituationen zu erkennen und dafür Bewältigungsstrategien zu entwickeln.

Auf einer Notfallkarte werden zum Ende der Arbeitseinheit Strategien festgehalten, eine akute Krisensituation zu bewältigen. Der regelmäßige Besuch von Selbsthilfegruppen ist generell eine der wichtigsten Verhütungsmaßnahmen eines Rückfalls.

7.1 Rückfallmodell: Möglicher Verlauf bei einer Rückfallgefährdung (Marlatt 1985)

Arbeitsanweisung: Bitte studieren und diskutieren Sie zunächst den Ablauf des Modells und halten weitere Beispiele dazu fest (◘ Abb. 7.1a,b).

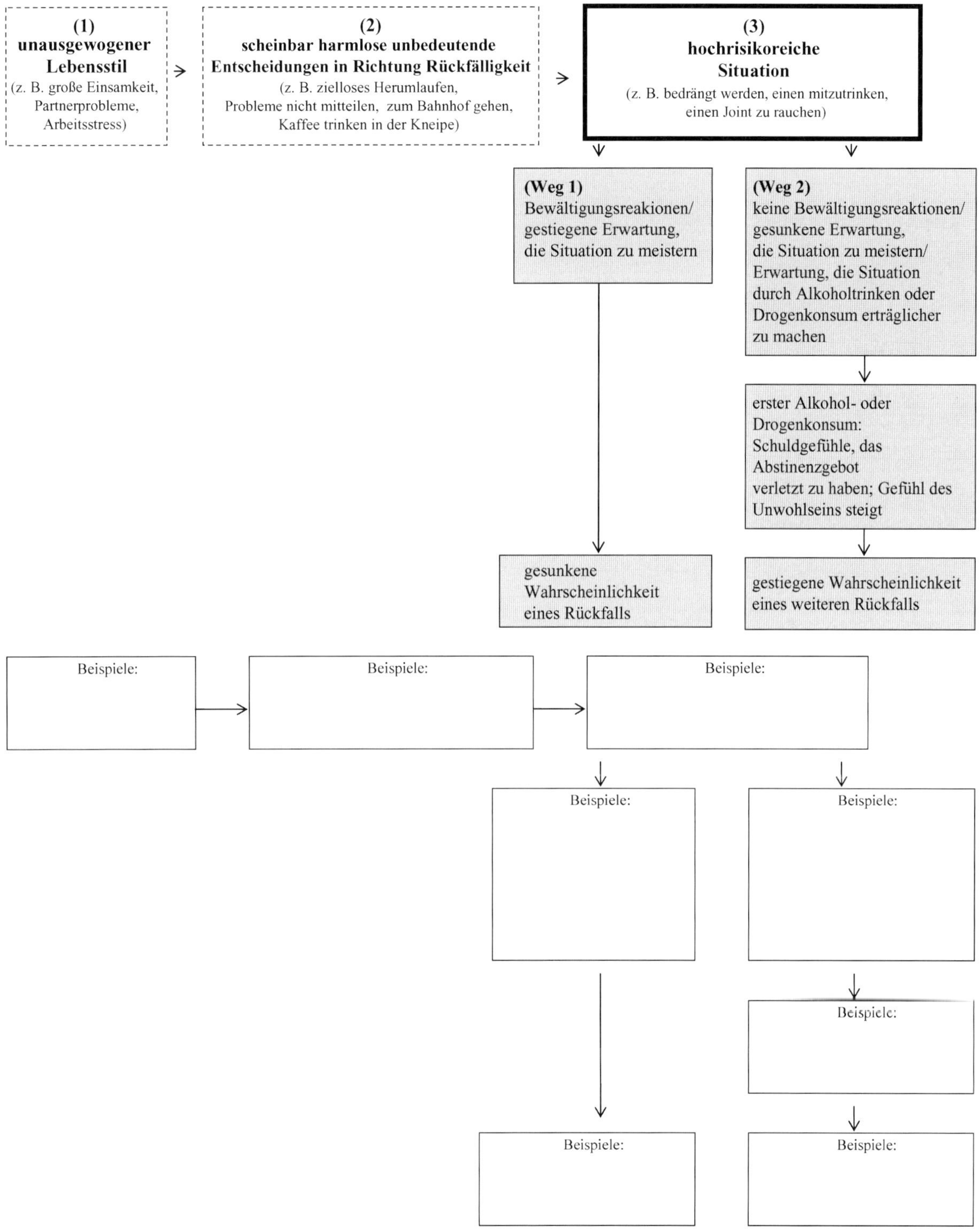

◘ **Abb. 7.1a,b.** Möglicher Ablauf bei einer Rückfallgefährdung. **a** Modell, **b** Eigene Beispiele

Arbeitsblatt: Ausgewogener Lebensstil

Dieses Arbeitsblatt dient der Vertiefung des ersten Punktes (»unausgewogener Lebensstil«) nach dem Rückfallmodell von Marlatt (1985).

Verändern sich Lebenssituationen so, dass **Belastungsfaktoren zunehmen** und notwendige (Stress-)**Bewältigungsmöglichkeiten** (sich zu erleichtern/entlasten) sich diesen nicht anpassen oder sogar **abnehmen**, kann die Rückfallgefahr beträchtlich steigen.

Für die meisten Menschen ist es alltäglich, eine gewisse Belastung (Stress) zu verarbeiten. Demgegenüber stehen Bewältigungsmöglichkeiten zur Entspannung, zum Abschalten und zur Erleichterung, damit ein inneres Gleichgewicht aufrechterhalten wird (■ Tab. 7.1).

■ Tab. 7.1. Im Gleichgewicht sein

Belastungen (Stressniveau steigt)	**Möglichkeiten zur Erleichterung, Entspannung und Stressbewältigung** (Stressniveau sinkt)
Stress durch:	Entlastung durch:
Beruf	Gespräche mit Vorgesetzten und Kollegen
Familie	Aussprache über Probleme (Psychohygiene)
Soziale Kontakte	Zusammensein mit Familie, Freunden
Finanzielle Probleme	Sport
	Hobby
	Selbsthilfegruppe
Zusätzliche Punkte:	Zusätzliche Punkte:

Bitte erarbeiten Sie Beispiele, wie das **Gleichgewicht** durch negative Veränderungen gestört wird.

1. Aufgabe: Beispiele für eine denkbare **Belastungszunahme**

Beruf
(z. B. Arbeitsplatzverlust)

Auswirkungen auf Gedanken/Gefühle

Familie
(z. B. Schulprobleme)

Auswirkungen auf Gedanken/Gefühle

Soziale Kontakte
(z. B. Umziehen)

Auswirkungen auf Gedanken/Gefühle

Finanzielle Probleme
(z. B. Scheidung, Hausbau)

Auswirkungen auf Gedanken/Gefühle

2. Aufgabe: Welche negativen Ereignisse können in den genannten Bereichen auftreten, so dass sich die Möglichkeiten zur **Erleichterung** und **Entspannung verringern**?

Gespräche mit Vorgesetzten und Kollegen
(z. B. ein guter Kollege wird versetzt)

Auswirkungen auf Gedanken/Gefühle

Aussprache über Probleme (z. B. bester Freund/beste Freundin lernt einen neuen Partner kennen und hat keine Zeit mehr)	Auswirkungen auf Gedanken/Gefühle
Zusammensein mit Familie, Freunden (z. B. Zeit fehlt wegen Schichtarbeit)	Auswirkungen auf Gedanken/Gefühle
Sport (z. B. Verletzung)	Auswirkungen auf Gedanken/Gefühle
Hobby (z. B. Geld fehlt)	Auswirkungen auf Gedanken/Gefühle
Selbsthilfegruppe (z. B. zu viele »rückfällige« Mitglieder)	Auswirkungen auf Gedanken/Gefühle
zusätzliche Punkte	Auswirkungen auf Gedanken/Gefühle

7.2 Rückfall »um sechs Ecken«

Arbeitsblatt: Scheinbar unbedeutende Entscheidungen

Dieses Aufgabenblatt dient zur Vertiefung des Punktes »Scheinbar unbedeutende Entscheidungen« nach dem Rückfallmodell (Marlatt 1985).

Wie bahnt sich ein Rückfall an? Meist steuert man nicht direkt auf das Suchtverhalten zu, sondern es werden scheinbar unbedeutende Entscheidungen getroffen und Verhaltensweisen ausgeübt, durch die man sich quasi »um sechs Ecken« einem Rückfall nähert. Wenn die einzelnen Verhaltensweisen zur Sprache kämen, würde man wahrscheinlich sogar leugnen (Selbsttäuschung?), es habe etwas mit dem Suchtverhalten zu tun.

Bitte geben Sie zu den einzelnen Punkten **eigene Beispiele** an und vergleichen diese dann mit früheren Arbeitsergebnissen von Mitpatienten (► Abschnitt »Ergebnisse früherer Gruppen«).

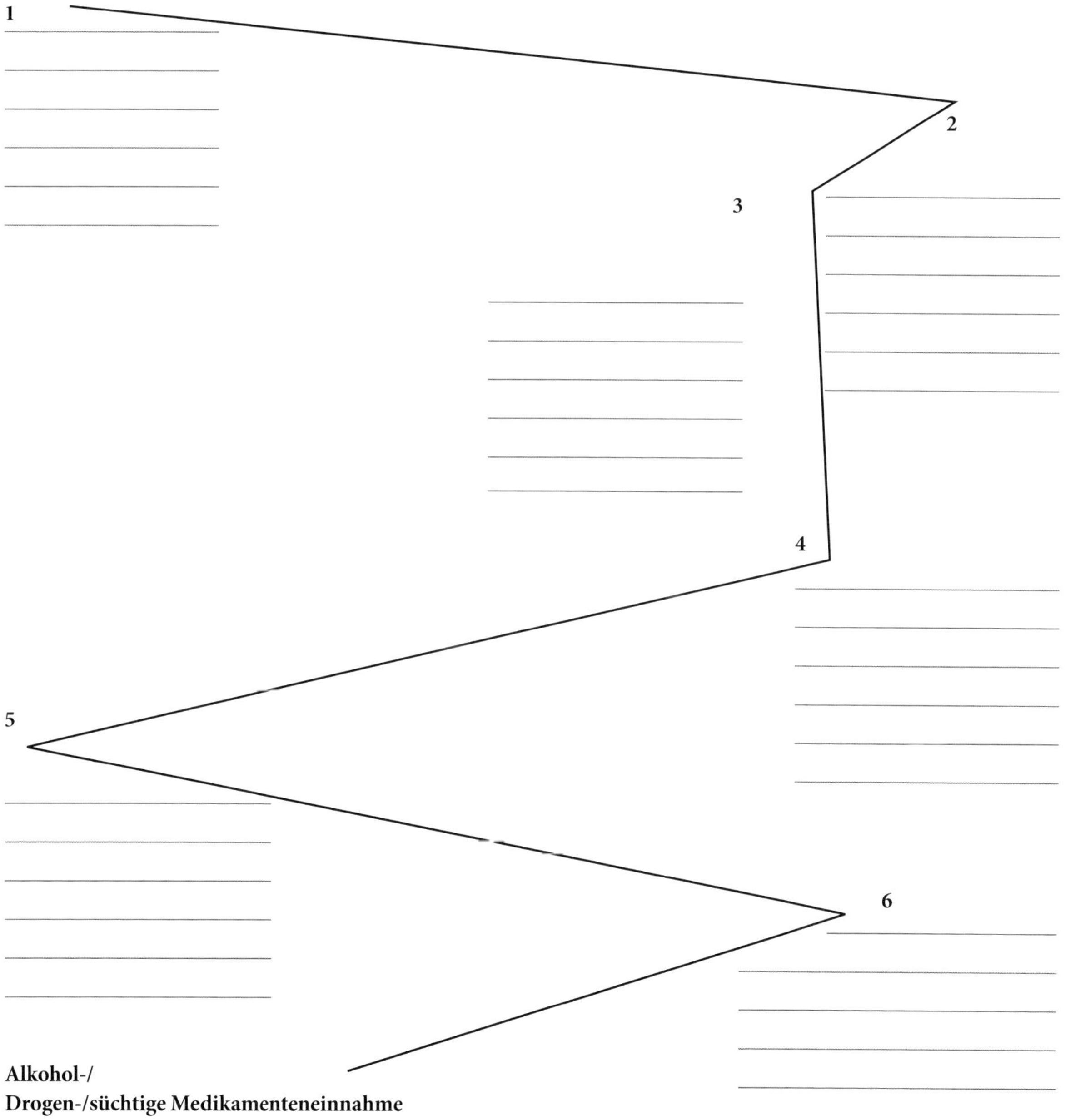

Ergebnisse früherer Gruppen

2
1 Nur das Negative sehen
2 Alibistreit
3 Alte Vorwürfe
4 Rechnungen nicht bezahlen

1
1 Langeweile
2 »Scheinharmonie«
3 Frust mangels Geld
4 Isolation/Einsamkeit
5 Nicht mehr zur Selbsthilfegruppe gehen
6 Wichtige Papiere nicht bearbeiten

3
1 Post nicht öffnen
2 Sich überlasten
3 Sich gehen lassen
4 Nicht »Nein sagen« können
5 »Alles-egal«-Haltung
6 Vorsätze nicht umsetzen
7 Verlässlichkeit nimmt ab

4
1 Vor Problemen weglaufen
2 Viel Geld mitnehmen
3 Falsche Freunde sprechen
4 Zu großes Sicherheitsgefühl
5 Kein Geld, etwas zu unternehmen
6 Beziehungsstress
7 Sich testen
8 »Drogen-/Kiffer-Musik« hören
9 Sich »heiß« reden

5
1 Planlos in die Stadt gehen
2 Keinen Sinn mehr in allem sehen
3 Selbstmitleid
4 Frühere Freunde beim Kiosk treffen
5 Alkoholvorräte für Freunde anlegen
6 Kuchen mit Rumaroma backen
7 Weinbrandpralinen als Geschenk besorgen

6
1 In die Kneipe oder zum Dealer-Treff gehen, »nur« um Leute dort zu treffen
2 Alkoholfreies Bier trinken
3 Schnapspreise studieren
4 Flasche Sekt als Mitbringsel für andere kaufen
5 »Einmal ist keinmal«
6 Bratensoße mit Rotwein abschmecken
7. Eine kleine Menge des Suchtmittels schadet nicht

Alkohol-/Drogen-/süchtige Medikamenteneinnahme

7.3 Rückfallmodell: Fehlende Krankheitseinsicht/Wachsamkeit (Bachmann 1993)

Arbeitsblatt: Krankheitseinsicht und Wachsamkeit

Arbeitsanweisung: Bitte lesen und diskutieren Sie zunächst den Ablauf des Modells und halten auf der nächsten Seite Beispiele dazu fest.

(1)
Fehlende oder zurückgehende Krankheitseinsicht, fehlende oder sinkende Wachsamkeit, scheinbar unbedeutende Entscheidungen

(2)
Aufsuchen einer Rückfall risikoreichen Situation

(3)
Erwartung, dass eine kleine Menge des Suchtmittels nicht schadet

(4)
Erster Rückfall

(5)
Feststellung, subjektive Bewertung, dass kein Kontrollverlust eintritt, das Suchtverhalten nicht (bewusst) zunimmt; Bestätigung, dass keine Krankheit mehr vorliegt

(6)
Erwartung, dass auch bei weiterer Ausübung des Suchtverhaltens die Kontrolle erhalten bleibt

(7)
Das Suchtverhalten nimmt zu

(8)
Rückfall in altes Suchtverhalten

Arbeitsanweisung: Schreiben Sie nun zu jedem Punkt einige Beispiele auf.

(1)

Beispiele: ____

(2)

Beispiele:

(3)

Beispiele:

(4)

Beispiele:

(5)

Beispiele:

(6)

Beispiele:

(7)

Beispiele:

(8)
Rückfall in altes Suchtverhalten

7.4 Entscheidungssituation bei Rückfälligkeit

Arbeitsblatt: Vorteile der Abstinenz in die Waagschale werfen

In diesem Aufgabenblatt geht es darum, die **kurzfristige positive Wirkung des Suchtmittels** (wie z. B. sich nach dem Trinken von Alkohol lockerer und entspannter zu fühlen) und die **langfristige positive Wirkung der Abstinenz** (wie z. B. wieder arbeits- und beziehungsfähig zu sein, Schuld- und Schamgefühle abzubauen) gegenüberzustellen. Das gewünschte Verhalten, die Abstinenz, wird nur beibehalten, wenn die Vorteile überwiegen. Die Überlegungen sind in Stichworten auf der nachfolgenden »Waage« festzuhalten, dann mit den Ergebnissen früherer Arbeitsgruppen zu vergleichen und in der Gruppe oder mit anderen wichtigen Personen zu diskutieren. Die positiven Folgen der Abstinenz sollten möglichst konkret formuliert werden, sozusagen »von Herzen kommend«. Sie sollten emotional nachzuempfinden sein, damit sie in einer kritischen Situation den Ausschlag geben, sich für die richtige Seite zu entscheiden.

langfristige positive Folgen der Abstinenz

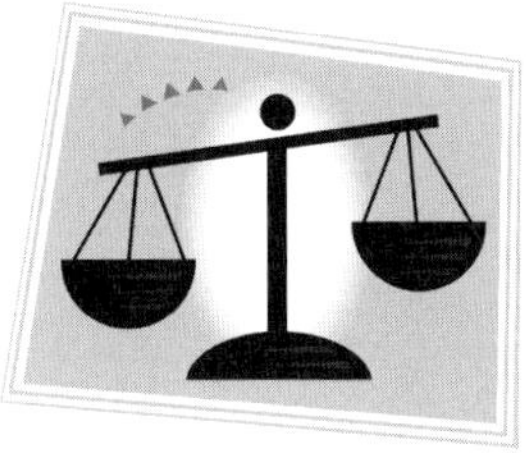

kurzfristige positive Wirkung des Suchtmittelkonsums konsums

nur in Stichworten:

nur in Stichworten:

• k o n k r e t • k o n k r e t • k o n k r e t • k o n k r e t • k o n k r e t • k o n k r e t • k o n k r e t • k o n k r e t • k o n k r e t •

Persönliche Schlussfolgerungen aus dem Arbeitsergebnis:

Ergebnisse früherer Gruppen

langfristige positive Folgen der Abstinenz

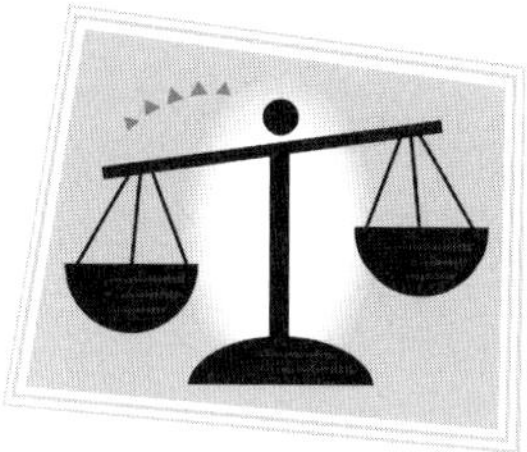

kurzfristige positive Wirkung des Suchtmittelkonsums

- Miteinander reden
- Gesteigertes, reales Selbstwertgefühl
- In der Realität leben
- Vertrauenswürdigkeit zurückerlangen
- Steigerung des Selbstbewusstseins/ Stolz auf sich sein
- Man wird ernst genommen und geachtet
- Selbstständigkeit
- Mehr Kreativität
- Mehr Spaß/Freude
- Bessere Gefühlswahrnehmung
- Besserer Umgang mit Geld
- Keine Selbstvorwürfe
- Neuer Umgang
- Belastbarer sein
- Durchsetzungsvermögen
- Sein Leben mehr annehmen
- Anderen helfen und Hilfe akzeptieren
- Geregeltes/befriedigenderes Sexualleben
- Disziplin
- Ehrlichkeit
- Positives Verausgaben
- Bestätigung durch Andere

- Verdrängen/Vergessen von Problemen
- Spannung, Nervenkitzel
- »Kick«, Glücksgefühl
- Langeweile vertreiben
- Selbstwerterhöhung
- Kompetenzgefühl
- Flucht vor der Realität/Konflikten
- Traum vom besseren Leben
- Enthemmung
- »Bist einer von uns«
- Zuwendung über Mitleid
- Depressive Stimmung in positive Gefühle umwandeln
- Schnelle Stimmungsveränderung
- Ersatzbefriedigung
- In Phantasien leben

langfristige positive Folgen der Abstinenz

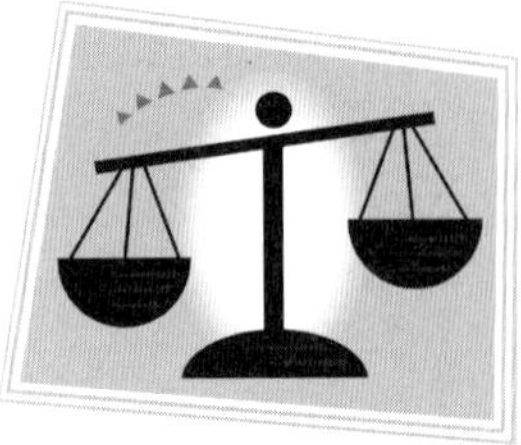

kurzfristige positive Wirkung des Suchtmittelkonsums

- Arbeitsplatz ist sicherer
- Entspannen/Genießen
- Regelmäßiges Essen/Schlafen
- Sich selbst mögen und lieben lernen
- Gesundes Leben
- Struktur
- Sorgenfreier sein
- Sozialeres Verhalten
- Genuss an den kleinen Dingen des Lebens
- Pläne
- Ziele/Zukunftsperspektiven
- Alternativen
- Besseres Körpergefühl
- Körperpflege
- Mehr Ausgeglichenheit
- Mehr Selbstvertrauen
- Stärke
- Familie
- Engere, nähere Beziehungen
- Abstinenzerleben
- Mehr Interessen
- Persönlichkeitsentwicklung
- Positives Denken
- Vorbild für Andere
- Ansprechendes Äußeres
- Klares Auftreten und Ansprechen bei Kontaktaufnahme/Flirten

- Krankheit herunterspielen
- Sich frei fühlen
- Flucht vor Verantwortung
- Ruhe bekommen
- Aussteigen
- Weg vom Grübeln
- Gefühle, z. B. Ängste, Unterdrücken
- Angenehme Atmosphäre
- Gewohnheit (bequem)
- Belohnung
- »Einen draufmachen«
- Schmerz unterdrücken
- Besseres Schlafen
- Abenteuer
- Leichter Flirten
- Schutzmauer
- Sich in Selbstmitleid »suhlen«
- Einfache Geselligkeit
- Kurzfristige soziale Kontakte
- Scheinbar hohes Selbstvertrauen

7.5 Erkenntnisse und Gedanken zur Rückfallprävention (Lindenmeyer 2005a; Meyer u. Bachmann 2005)

Angehörige haben oft beträchtliche **Angst** vor Rückfälligkeit, da sie in der Vergangenheit häufig enttäuscht wurden. Die Suchtkranken sind leicht enttäuscht, wenn man ihnen noch nicht gleich wieder vertraut. Sie befürchten z. B., wenn sie über eigene Rückfallrisiken sprechen, würden die Angehörigen noch misstrauischer und die Beziehung zusätzlich belastet.

Arbeitsblatt: Wie kann man einem Rückfall vorbeugen?

In welchen **Situationen** tritt Misstrauen auf? Wie kann neues **Vertrauen** entstehen?

___

___

Wie bahnt sich eine erhöhte **Rückfallgefahr** an? Vor einer Rückfälligkeit gibt es oft erste Warnsignale, z. B. die Vernachlässigung der Selbsthilfegruppe: Man lässt sich »hängen«, vernachlässigt Ordnung und Sauberkeit, ist unruhiger, schiebt wichtige Angelegenheiten vor sich her, hat weniger Lust auf Dinge, die bisher Spaß gemacht haben (Sport/Freunde treffen/Hobbys).

Nennen Sie bitte konkrete Beispiele für eigene »frühe Warnsignale«! Welche **Anzeichen** gibt es, woran andere (Freunde/Verwandte) die Gefahr ebenfalls erkennen?

___

___

Rückfälle werden oft als unvermeidbares Ereignis empfunden (»Weiß auch nicht wie es kam«), was bedeutet, dass es immer wieder wie »aus heiterem Himmel« passieren könnte. Rückfallrisiken sind aber gezielt reduzierbar. Je länger die Abstinenz dauert, umso geringer ist die Rückfallgefahr. Innerhalb der ersten drei Monate nach der Therapie ist die Gefahr am größten. Dann gibt es noch relativ viele Rückfälle im ersten Jahr. Es sind nicht immer Krisensituationen, Schicksalsschläge, sondern manchmal ganz alltägliche Situationen, die zum Problem werden.

Was wären für Sie (alltägliche) **Probleme**, in denen das Rückfallrisiko steigt?

___

___

Das Suchtgedächtnis: Viele Prozesse im Gehirn laufen automatisch ab, wie die Wahrnehmung von bestimmten Gegenständen, Geräuschen und Gerüchen. Der Handlungsspielraum und die Problemlösefähigkeiten sind unter Belastungen eingeschränkt. Stimmungen und körperlicher Zustand sind verändert, so als ob bereits die Wirkung des Suchtmittels zu spüren ist. Dadurch ist es erheblich schwerer, in einer Risikosituation abstinent zu bleiben.

Es werden dann Ausreden gesucht, sich einen Rückfall zu erlauben (»Ein bisschen kann ich ja, muss ja nicht mehr sein«).

Die meisten Suchtkranken hatten kurze oder längerfristige Abstinenzzeiten. Bitte stellen Sie dar, wie es dann zu »Rückfälligkeit« kam, welche **Gedanken**, **Gefühle** oder **Umstände** dazu beigetragen haben:

___

___

Es ist den Einzelnen oft nicht bewusst, dass man sich durch Unaufmerksamkeit, Selbstüberschätzung oder Bequemlichkeit selbst in **Gefahr** bringen kann.

In welchen **Situationen** wäre für Sie die Gefahr vorhanden, es an Vorsicht und Wachsamkeit fehlen zu lassen und sich selbst zu überschätzen?

Schock nach dem Rückfall:

- Verdorbene Stimmung (Enttäuschung, Niedergeschlagenheit), weil man das Abstinenzvorhaben gebrochen hat,
- »Alles-egal«-Gefühle (»Jetzt kommt es nicht mehr darauf an«),
- Enttäuschung und Verzweiflung der Angehörigen,
- Eigene Verzweiflung.

Die Schwere eines Rückfalls kann jedoch unterschiedlich sein. Deshalb ist es wichtig, bei Rückfälligkeit **nicht völlig in »altes« Suchtverhalten zurückzufallen**!

Wie würden Sie sich nach einem Rückfall fühlen und verhalten?

Verhaltenstipps für den Umgang mit Rückfallgefahren

- In Risikosituationen auf einen Rückfall vorbereitet sein.
- Den Risikosituationen durch gezielte Abstinenzgedanken entgegenwirken (Vorteile der Abstinenz durch persönliche überzeugende Argumente und Gründe hervorheben).
- Verlangen lässt nach, wenn man dem in der Risikosituation nicht nachgibt.
- Jeder weitere Verzicht stärkt das Selbstbewusstsein und die weitere Abstinenz.
- Risikosituationen durch spezielles Training bewältigen lernen.
- Angebote zurückweisen lernen.
- Sich nach einem Rückfall so schnell wie möglich jemandem anvertrauen und über einen Notfallplan (Notfallkarten: Ziel des Projekts!) zur Abstinenz zurückkehren.
- Abstinenzzuversicht zurückgewinnen.

7.6 Rückfallauslöser

In ◘ Tabelle 7.2 sind die Ergebnisse unterschiedlicher Studien zu den häufigsten rückfallauslösenden Faktoren wiedergegeben. Es wird zwischen Faktoren, die **in der Person** liegen, und solchen, die im **zwischenmenschlichen Bereich** liegen, unterschieden (Körkel u. Lauer 1992; Körkel u. Schindler 2003). Bitte diskutieren Sie die Ergebnisse und denken dabei an eigene Rückfallauslöser!

◘ **Tab. 7.2.** Studien zu Rückfallauslösern

Hauptrückfallauslöser (in %)	USA (Marlatt 1979)	Schweden (Sandahl 1984)	Österreich (Scholz1983)	Deutschland (Körkel u. Schindler 2003)
In der Person liegende Faktoren	**61**	**50**	**92**	**67,5**
1. Unangenehme Gefühlszustände (z. B. Ängste, Depressivität, Ärger, Kränkungen)	**38**	**40**	**50**	**42,5**
2. Unangenehme körperliche Zustände (z. B. Schlaflosigkeit, Schmerzen)	**3**	**2**	**7**	**2,5**
3. Angenehme Gefühlszustände (z. B. Zufriedenheit, Stolz, Freude)	**0**	**2**	**4**	**5**
4. Versuch, kontrolliert zu trinken	**9**	**2**	**28**	**12,5**
5. Alkoholverlangen (»Suchtdruck«)	**11**	**4**	**3**	**5**
Im zwischenmenschlichen Bereich liegende Faktoren	**39**	**50**	**8**	**32,5**
6. Zwischenmenschliche Konflikte (z. B. Streit, Spannungen)	**18**	**31**	**5**	**17,5**
7. Zusammensein mit Menschen, die Alkohol trinken und zum Mittrinken auffordern	**18**	**17**	**3**	**15**
8. Angenehme Gefühlszustände beim Zusammensein mit anderen	**3**	**2**	**1**	**0**

7.7 Rückfallrisiken und ihre Bewältigung

Auf den nächsten beiden Arbeitsblättern sind Rückfallsituationen und Strategien zu deren Bewältigung aufgeführt.

Es sind zwei Aufgabenschritte auszuführen:
- Lesen Sie bitte die einzelnen Punkte gemeinsam in der Kleingruppe und kreuzen dann individuell die Ziffer an, welche **Bedeutung die betreffende Aussage für Sie persönlich hat** (sowohl beim Arbeitsblatt zu den persönlichen Rückfallrisiken als auch beim Arbeitsblatt zur Rückfallrisikobewältigung).
- Verbinden Sie die einzelnen Ankreuzungen mit unterschiedlichen Farben, so dass ein **persönliches Profil** entsteht (beim Arbeitsblatt zu den Risiken mit einem roten und bei dem zur Rückfallrisikobewältigung mit einem grünen Textmarker) und diskutieren das Ergebnis.

Arbeitsblatt: Was sind persönliche Rückfallrisiken?

Bitte kreuzen Sie jeweils auf einer Ziffer an, wie groß Sie die **Bedeutung der jeweiligen Risikosituation** für sich persönlich einschätzen.

Selbsteinschätzung der Bedeutung für Sie

0 – 1 - 2 – 3 – 4 – 5 – 6
keine sehr hohe

Risikosituationen:

Stress mit Eltern/Bekannten	0 - 1 - 2 - 3 - 4 - 5 - 6
Stress mit dem Partner	0 - 1 - 2 - 3 - 4 - 5 - 6
Misserfolg bei der Arbeit	0 - 1 - 2 - 3 - 4 - 5 - 6
Sozialer Abstieg	0 - 1 - 2 - 3 - 4 - 5 - 6
Gesellschaftlicher Druck	0 - 1 - 2 - 3 - 4 - 5 - 6
Werbung	0 - 1 - 2 - 3 - 4 - 5 - 6
Verführung beim Einkaufen	0 - 1 - 2 - 3 - 4 - 5 - 6
Sich zu sicher fühlen	0 - 1 - 2 - 3 - 4 - 5 - 6
Bestimmte Orte	0 - 1 - 2 - 3 - 4 - 5 - 6
Altes soziales Umfeld	0 - 1 - 2 - 3 - 4 - 5 - 6
Einsamkeit	0 - 1 - 2 - 3 - 4 - 5 - 6
Trennung	0 - 1 - 2 - 3 - 4 - 5 - 6
Trauer/Tod	0 - 1 - 2 - 3 - 4 - 5 - 6
Isolation	0 - 1 - 2 - 3 - 4 - 5 - 6
Sportschau	0 - 1 - 2 - 3 - 4 - 5 - 6
Aggression/Wut	0 - 1 - 2 - 3 - 4 - 5 - 6
Erfolg	0 - 1 - 2 - 3 - 4 - 5 - 6
Belohnungssituation	0 - 1 - 2 - 3 - 4 - 5 - 6
Sich nicht verstanden fühlen	0 - 1 - 2 - 3 - 4 - 5 - 6
Vereinsleben/Fahrten	0 - 1 - 2 - 3 - 4 - 5 - 6
Feiern	0 - 1 - 2 - 3 - 4 - 5 - 6
Urlaub	0 - 1 - 2 - 3 - 4 - 5 - 6
Essen gehen	0 - 1 - 2 - 3 - 4 - 5 - 6
Meinung, es gehe kontrolliert	0 - 1 - 2 - 3 - 4 - 5 - 6
Perspektivlosigkeit	0 - 1 - 2 - 3 - 4 - 5 - 6
Vorhaben nicht umsetzen	0 - 1 - 2 - 3 - 4 - 5 - 6
Sportliche Höhepunkte	0 - 1 - 2 - 3 - 4 - 5 - 6
Krankheit/Schmerzen	0 - 1 - 2 - 3 - 4 - 5 - 6
Mobbing	0 - 1 - 2 - 3 - 4 - 5 - 6
Diskriminierung	0 - 1 - 2 - 3 - 4 - 5 - 6
Kränkung	0 - 1 - 2 - 3 - 4 - 5 - 6
Selbstmitleid	0 - 1 - 2 - 3 - 4 - 5 - 6
Flucht vor Problemen	0 - 1 - 2 - 3 - 4 - 5 - 6
Unzufriedenheit	0 - 1 - 2 - 3 - 4 - 5 - 6
Frust	0 - 1 - 2 - 3 - 4 - 5 - 6
Keine Liebe	0 - 1 - 2 - 3 - 4 - 5 - 6
Glücksgefühle	0 - 1 - 2 - 3 - 4 - 5 - 6
Ängste	0 - 1 - 2 - 3 - 4 - 5 - 6
Depressive Stimmung	0 - 1 - 2 - 3 - 4 - 5 - 6
Schlechte Nachrichten	0 - 1 - 2 - 3 - 4 - 5 - 6
Sich nicht wehren können	0 - 1 - 2 - 3 - 4 - 5 - 6

Sich nicht entspannen können . . . . 0 - 1 - 2 - 3 - 4 - 5 - 6
Den Kick zu suchen . . . . 0 - 1 - 2 - 3 - 4 - 5 - 6
Leicht verdientes Geld . . . . 0 - 1 - 2 - 3 - 4 - 5 - 6
Finanzieller Engpass . . . . 0 - 1 - 2 - 3 - 4 - 5 - 6
Viel Geld zur Verfügung . . . . 0 - 1 - 2 - 3 - 4 - 5 - 6
Stress mit Kollegen/Vorgesetzten . . . . 0 - 1 - 2 - 3 - 4 - 5 - 6
Alles geht mir auf die Nerven . . . . 0 - 1 - 2 - 3 - 4 - 5 - 6
Gleichgültig sein . . . . 0 - 1 - 2 - 3 - 4 - 5 - 6
Die Kinder nicht sehen können . . . . 0 - 1 - 2 - 3 - 4 - 5 - 6
Schlechter Rat . . . . 0 - 1 - 2 - 3 - 4 - 5 - 6
Ziele aus den Augen verloren . . . . 0 - 1 - 2 - 3 - 4 - 5 - 6
Heute läuft alles schief . . . . 0 - 1 - 2 - 3 - 4 - 5 - 6
Es klappt alles zu gut . . . . 0 - 1 - 2 - 3 - 4 - 5 - 6
Verliebt sein . . . . 0 - 1 - 2 - 3 - 4 - 5 - 6
Minderwertigkeitsgefühle . . . . 0 - 1 - 2 - 3 - 4 - 5 - 6

Falls Sie weitere Ideen haben:

____________________ 0 - 1 - 2 - 3 - 4 - 5 - 6

____________________ 0 - 1 - 2 - 3 - 4 - 5 - 6

____________________ 0 - 1 - 2 - 3 - 4 - 5 - 6

____________________ 0 - 1 - 2 - 3 - 4 - 5 - 6

____________________ 0 - 1 - 2 - 3 - 4 - 5 - 6

____________________ 0 - 1 - 2 - 3 - 4 - 5 - 6

____________________ 0 - 1 - 2 - 3 - 4 - 5 - 6

____________________ 0 - 1 - 2 - 3 - 4 - 5 - 6

____________________ 0 - 1 - 2 - 3 - 4 - 5 - 6

____________________ 0 - 1 - 2 - 3 - 4 - 5 - 6

____________________ 0 - 1 - 2 - 3 - 4 - 5 - 6

____________________ 0 - 1 - 2 - 3 - 4 - 5 - 6

Arbeitsblatt: Wie sind Risiken zu bewältigen?

Bitte kreuzen Sie jeweils auf einer Ziffer an, wie groß Sie die **Bedeutung der jeweiligen Bewältigungsstrategie** für sich persönlich einschätzen.

Selbsteinschätzung der Bedeutung für Sie

0 – 1 - 2 – 3 – 4 – 5 – 6
keine sehr hohe

Bewältigungsstrategien:

Eher kurzfristige Strategien

Viel Wasser, Tee trinken .... 0 - 1 - 2 - 3 - 4 - 5 - 6
Etwas gutes Essen .... 0 - 1 - 2 - 3 - 4 - 5 - 6
Sich belohnen .... 0 - 1 - 2 - 3 - 4 - 5 - 6
Etwas verschenken .... 0 - 1 - 2 - 3 - 4 - 5 - 6
Mit sich selbst reden .... 0 - 1 - 2 - 3 - 4 - 5 - 6
Sich selbst loben .... 0 - 1 - 2 - 3 - 4 - 5 - 6
Ins Kino gehen .... 0 - 1 - 2 - 3 - 4 - 5 - 6
Ablenkung .... 0 - 1 - 2 - 3 - 4 - 5 - 6
Entspannungsbad .... 0 - 1 - 2 - 3 - 4 - 5 - 6
Sauna .... 0 - 1 - 2 - 3 - 4 - 5 - 6
Spazieren gehen .... 0 - 1 - 2 - 3 - 4 - 5 - 6
Sachen in Ordnung bringen .... 0 - 1 - 2 - 3 - 4 - 5 - 6
Einkaufsbummel .... 0 - 1 - 2 - 3 - 4 - 5 - 6
»Werde aktiv, unternehme etwas« .... 0 - 1 - 2 - 3 - 4 - 5 - 6
Duschen .... 0 - 1 - 2 - 3 - 4 - 5 - 6
Freunde anrufen .... 0 - 1 - 2 - 3 - 4 - 5 - 6
In die Therapieaufzeichnungen schauen .... 0 - 1 - 2 - 3 - 4 - 5 - 6
Probleme und Konflikte zeitnah lösen .... 0 - 1 - 2 - 3 - 4 - 5 - 6
Holz hacken .... 0 - 1 - 2 - 3 - 4 - 5 - 6
In den Park gehen .... 0 - 1 - 2 - 3 - 4 - 5 - 6
Sich etwas von der Seele reden .... 0 - 1 - 2 - 3 - 4 - 5 - 6
Haushaltsarbeiten .... 0 - 1 - 2 - 3 - 4 - 5 - 6
Aufräumen .... 0 - 1 - 2 - 3 - 4 - 5 - 6

Eher mittelfristige Strategien

Klärendes Gespräch führen .... 0 - 1 - 2 - 3 - 4 - 5 - 6
Gründe aufklären .... 0 - 1 - 2 - 3 - 4 - 5 - 6
Sich Konflikten stellen .... 0 - 1 - 2 - 3 - 4 - 5 - 6
Ehrlichkeit gegenüber sich und anderen .... 0 - 1 - 2 - 3 - 4 - 5 - 6
An die Familie denken .... 0 - 1 - 2 - 3 - 4 - 5 - 6
An die Folgen des Rückfalls denken .... 0 - 1 - 2 - 3 - 4 - 5 - 6
Freizeit/Ruhephasen einplanen .... 0 - 1 - 2 - 3 - 4 - 5 - 6
Akzeptieren, dass es mal schlechter geht .... 0 - 1 - 2 - 3 - 4 - 5 - 6
Wegfahren .... 0 - 1 - 2 - 3 - 4 - 5 - 6
Ausflug .... 0 - 1 - 2 - 3 - 4 - 5 - 6
Urlaub .... 0 - 1 - 2 - 3 - 4 - 5 - 6
Wohnung einrichten .... 0 - 1 - 2 - 3 - 4 - 5 - 6
Sich Mut machen: »Du schaffst es« .... 0 - 1 - 2 - 3 - 4 - 5 - 6
»Ich lasse mich nicht unterkriegen« .... 0 - 1 - 2 - 3 - 4 - 5 - 6

»Ich mache mich gut zurecht«	0 - 1 - 2 - 3 - 4 - 5 - 6
Sexualität	0 - 1 - 2 - 3 - 4 - 5 - 6
Autogenes Training	0 - 1 - 2 - 3 - 4 - 5 - 6
Sport treiben	0 - 1 - 2 - 3 - 4 - 5 - 6
Laufen	0 - 1 - 2 - 3 - 4 - 5 - 6
Fußball	0 - 1 - 2 - 3 - 4 - 5 - 6
Tischtennis	0 - 1 - 2 - 3 - 4 - 5 - 6
Billard	0 - 1 - 2 - 3 - 4 - 5 - 6
Badminton	0 - 1 - 2 - 3 - 4 - 5 - 6
Tennis	0 - 1 - 2 - 3 - 4 - 5 - 6
Radfahren	0 - 1 - 2 - 3 - 4 - 5 - 6
Aquaristik	0 - 1 - 2 - 3 - 4 - 5 - 6
Gartenpflege	0 - 1 - 2 - 3 - 4 - 5 - 6
Hilfe suchen	0 - 1 - 2 - 3 - 4 - 5 - 6
Kaffee trinken	0 - 1 - 2 - 3 - 4 - 5 - 6
Leute anschauen	0 - 1 - 2 - 3 - 4 - 5 - 6
Malen	0 - 1 - 2 - 3 - 4 - 5 - 6
Lesen	0 - 1 - 2 - 3 - 4 - 5 - 6
Flirten	0 - 1 - 2 - 3 - 4 - 5 - 6
Bestimmte Rituale	0 - 1 - 2 - 3 - 4 - 5 - 6
Frage: »Wie geht's?«	0 - 1 - 2 - 3 - 4 - 5 - 6
Begrüßungs- und Abschiedskuss	0 - 1 - 2 - 3 - 4 - 5 - 6
Gemeinsames Kaffeetrinken	0 - 1 - 2 - 3 - 4 - 5 - 6
Glauben, Beten	0 - 1 - 2 - 3 - 4 - 5 - 6
Essen gehen	0 - 1 - 2 - 3 - 4 - 5 - 6
Etwas Besonderes kochen	0 - 1 - 2 - 3 - 4 - 5 - 6
Tanzen	0 - 1 - 2 - 3 - 4 - 5 - 6
Auto fahren	0 - 1 - 2 - 3 - 4 - 5 - 6
Dampf ablassen	0 - 1 - 2 - 3 - 4 - 5 - 6
Sich was gönnen	0 - 1 - 2 - 3 - 4 - 5 - 6

Eher langfristige Strategien

Partner mit einbeziehen	0 - 1 - 2 - 3 - 4 - 5 - 6
Positive Gedanken umsetzen	0 - 1 - 2 - 3 - 4 - 5 - 6
Hobby ausüben	0 - 1 - 2 - 3 - 4 - 5 - 6
Kontakte knüpfen	0 - 1 - 2 - 3 - 4 - 5 - 6
Wachsam bleiben	0 - 1 - 2 - 3 - 4 - 5 - 6
Sich nicht selbst aufgeben	0 - 1 - 2 - 3 - 4 - 5 - 6
Freizeitaktivitäten	0 - 1 - 2 - 3 - 4 - 5 - 6
Nein sagen lernen	0 - 1 - 2 - 3 - 4 - 5 - 6
Selbsthilfegruppe aufsuchen	0 - 1 - 2 - 3 - 4 - 5 - 6
Ziele setzen (realistische)	0 - 1 - 2 - 3 - 4 - 5 - 6
In kleinen Schritten denken	0 - 1 - 2 - 3 - 4 - 5 - 6
Umsetzung von Zielen	0 - 1 - 2 - 3 - 4 - 5 - 6
Umwelt verändern	0 - 1 - 2 - 3 - 4 - 5 - 6
Sich verlieben	0 - 1 - 2 - 3 - 4 - 5 - 6
In Ruhe genießen	0 - 1 - 2 - 3 - 4 - 5 - 6
Alkoholfreie Cocktails mixen	0 - 1 - 2 - 3 - 4 - 5 - 6
Arbeiten	0 - 1 - 2 - 3 - 4 - 5 - 6
Sich mögen, akzeptieren	0 - 1 - 2 - 3 - 4 - 5 - 6
Partnerschaft aufbauen	0 - 1 - 2 - 3 - 4 - 5 - 6
Geregelt schlafen	0 - 1 - 2 - 3 - 4 - 5 - 6
Zeit gut einteilen	0 - 1 - 2 - 3 - 4 - 5 - 6

Tag gut strukturieren	0 - 1 - 2 - 3 - 4 - 5 - 6
Disziplin zeigen	0 - 1 - 2 - 3 - 4 - 5 - 6
Kurse der Volkshochschule besuchen	0 - 1 - 2 - 3 - 4 - 5 - 6
Eine Fremdsprache lernen	0 - 1 - 2 - 3 - 4 - 5 - 6
Genießen lernen	0 - 1 - 2 - 3 - 4 - 5 - 6
Sich um die Kinder kümmern	0 - 1 - 2 - 3 - 4 - 5 - 6
Gesunde Ernährung	0 - 1 - 2 - 3 - 4 - 5 - 6

Falls Sie weitere Ideen haben:

________________________ 0 - 1 - 2 - 3 - 4 - 5 - 6

________________________ 0 - 1 - 2 - 3 - 4 - 5 - 6

________________________ 0 - 1 - 2 - 3 - 4 - 5 - 6

________________________ 0 - 1 - 2 - 3 - 4 - 5 - 6

________________________ 0 - 1 - 2 - 3 - 4 - 5 - 6

________________________ 0 - 1 - 2 - 3 - 4 - 5 - 6

________________________ 0 - 1 - 2 - 3 - 4 - 5 - 6

________________________ 0 - 1 - 2 - 3 - 4 - 5 - 6

________________________ 0 - 1 - 2 - 3 - 4 - 5 - 6

________________________ 0 - 1 - 2 - 3 - 4 - 5 - 6

________________________ 0 - 1 - 2 - 3 - 4 - 5 - 6

________________________ 0 - 1 - 2 - 3 - 4 - 5 - 6

7.8 Zusammenfassung Rückfallgefährdung/Bewältigungsstrategien

Arbeitsblatt: Abschließende Ergebnisse

Bitte gehen Sie die bereits bearbeiteten Aufgabenblätter des Kapitels nochmals durch und halten auf den folgenden Zeilen die wichtigsten Ergebnisse fest.

Konkrete Situationen, in denen bei mir ein **Rückfallrisiko** vorhanden ist	**Möglichkeiten**, die ich dann zur **Bewältigung** einsetze
....	....
....	....
....	....
....	....
....	....
....	....
....	....
....	....
....	....
....	....
....	....
....	....
....	....
....	....
....	....
....	....
....	....
....	....
....	....

7.9 Planung und Ausarbeitung einer Notfallkarte

Es hat sich als sinnvoll erwiesen, sich auf kritische Situationen vorzubereiten, für die akute Risikosituation eine Notfallkarte **griffbereit** zu haben und sie immer bei sich zu tragen (z. B. Geldbörse, Handtasche etc.). Auf dieser Karte sind z. B. zu vermerken:

- Wichtige Telefonnummern von Personen, die Hilfe gewähren,
- Gefühle, Gedanken und Verhaltensalternativen, die in diesem Augenblick Halt und Unterstützung geben sowie Rückfälligkeit verhindern.

Die vorliegenden Anregungen und Beispiele am Ende des Kapitels bieten eine Orientierung, eine eigene Karte anzufertigen. Entscheidend ist, der Karte eine eigene, ganz **persönliche Note** zu geben und einen Text zu wählen, der Sie innerlich bewegt und anspricht!

Im **ersten Arbeitsblatt** geht es um das Auffinden kurzfristiger Strategien, die helfen, eine möglicherweise zu einem Rückfall führende Situation so schnell wie möglich aufzufangen. Im **zweiten Arbeitsblatt** geht es dagegen um eine eher längerfristige Stabilisierung und Behebung der Ursachen. Im **dritten Arbeitspapier** sind Techniken zur Gestaltung der Karte und zahlreiche Karten-Beispiele festgehalten, die von Patienten angefertigt wurden.

Arbeitsanweisungen: Schauen Sie sich zunächst alle Materialien genau an und beginnen dann mit den ersten Arbeitsblättern, indem Sie Ihren Text zunächst auf den unteren Zeilen (jeweils etwa zehn) festhalten und anschließend den endgültigen Inhalt Ihrer Karte zusammenstellen.

Im Folgenden handelt es sich um Anregungen, die in eine persönliche und möglichst konkrete Form gebracht werden sollen.

Arbeitsblatt: Kurzfristiges Auffangen gefährlicher Situationen (1. Sitzung)

Was sage ich mir oder spreche nach Möglichkeit laut aus?
- Ich habe Probleme!
- Ich habe Lust auf Alkohol, Drogen, Medikamente!
- Nicht unüberlegt handeln!
- Lass es sein!
- Wie blöd musst du sein!
- Willst du wieder ein Versager sein?

Denk an die Folgen!
- Riskiere nicht, was du bisher erreicht hast!
- Denke daran, wie weit du gekommen bist!
- Vergiss deine Ziele nicht!
- Lass die Familie nicht im Stich!
- Setze die Familie nicht aufs Spiel!

Auf Sicherheit gehen!
- Vermeide Trinkorte/Drogenplätze!
- Meide Trinkkumpane/Drogenabhängige!

Hilfesuche
- Vertrauensperson anrufen.
- Mit Freund sprechen.
- Kontakt mit Beratungsstelle aufnehmen.
- Selbsthilfegruppe einschalten.

Mein persönlicher Text für das Notfallkärtchen aus diesen Bereichen:

____

____

____

____

____

____

____

____

Arbeitsblatt: Längerfristige Stabilisierung und Behebung der Ursachen (2. Sitzung)

Ablenkung suchen!
- Sport
- Aktiv sein
- Fitnesstraining
- Anderen Nervenkitzel/Kick suchen
- Autogenes Training
- Fahrrad fahren
- Joggen
- Arbeit am Computer
- Lesen
- Hobby

Alternativen – sich trösten
- Etwas Alkoholfreies trinken.
- Etwas Schönes essen.
- Etwas einkaufen.
- Jemandem etwas schenken.
- Jemandem eine Freude machen.
- Wie geht es weiter?
- Rest des Tages gut planen.

Ursachen für die Krise herausfinden.
- Was hat mich da hineingebracht?
- Was mache ich zukünftig anders?
- Neue Tagesstruktur?
- Mehr reden?
- Wieder alles geschluckt?

Mein persönlicher Text für das Notfallkärtchen aus diesen Bereichen:

____

____

____

____

____

____

____

____

Infoblatt: Gestaltung der Notfallkarten und praktische Beispiele

Zur Erstellung einer Notfallkarte sind mehrere Schritte notwendig:

- **1. Schritt:** Erstellen eines Word-Dokuments. Hierzu ist in dem Zeichenprogramm die Funktion »Textfeld« aufzurufen. Danach sind zwei Textfelder (Vorder- und Rückseite der Karte) mit den Maßen 7,7 × 5,0 cm zu ziehen.
- **2. Schritt:** Der persönliche Text ist in die Textfelder zu schreiben. Hervorhebungen von wichtigen Begriffen (z. B. durch unterschiedliche Schriftarten, Unterstreichungen, Kursivausrichtung oder verschiedene Farben etc.) geben der Karte eine besondere Note. Danach folgen das Ausdrucken der Vorder- und Rückseite sowie das Ausschneiden der Textfelder.
- **3. Schritt:** Eine Folie mit den Maßen 8,6 × 5,5 cm wird benötigt. Die Vorder- und Rückseite hintereinander anordnen, so dass die Seiten durch Umdrehen zu lesen sind, und in die Folie legen. Die Folie mithilfe eines Laminiergeräts einschweißen. Fertig ist die eigene Notfallkarte!

Kartengestaltung

1. Schritt	**1. Schritt**
Textfeld Vorderseite der Notfallkarte (Papier) Größe 7,7 cm × 5,0 cm Originalgröße	Textfeld Rückseite der Notfallkarte (Papier) Größe 7,7 cm × 5,0 cm Originalgröße

Vorderseite	**Rückseite**
2. Schritt	**2. Schritt**
Persönlicher Text in folgenden Bereichen:	**Persönlicher Text in folgenden Bereichen:**
Was sage ich mir oder spreche nach Möglichkeit aus?	Ablenkung suchen.
Denk an die Folgen!	Alternativen.
Auf Sicherheit gehen!	***Sich trösten.***
Hilfesuche.	***Ursache für die Krise herausfinden.***

Muster: eine Schriftart in verschiedenen Schriftgrößen und Applikationen

Ausrichtung links – **Fett Größe 12**

Times New Roman Times New Roman

Times New Roman Times New Roman

Times New Roman 12 unterstrichen

Times New Roman 10 Fett unterstrichen

Times New Roman 12 Fett unterstrichen

Times New Roman 12 Fett kursiv

Times New Roman 10 Fett Kuriv

Times New Roman 18 Fett

Jetzt **Vorder- und Rückseite** ausdrucken und ausschneiden!

3. Schritt

Folie benutzen

Größe 8,6 × 5,5 cm.

Danach Vorder- und Rückseite richtig angeordnet in die Folie legen und mit dem Laminiergerät einschweißen.

Fertig ist das Kärtchen!

Beispiele zur Gestaltung einer Notfallkarte: Zum Vergleich kann man sich im Folgenden die hier jeweils »linke« und die jeweils »rechte« Karte ansehen. Es sind Karten mit gleichen Texten, aber unterschiedlichen Schriften.

Ich bin süchtig nach Alkohol und kann **nicht** kontrolliert trinken! Sei ehrlich und sensibel gegenüber dir selbst und bescheiß dich nicht wieder! Zieh die Abstinenz durch und verspiele nicht wieder dein Leben! **Denk an die Folgen** und das Gewesene!

Ruf an: **Tel.-Nr. Freund !**

Oder gehe zur Selbsthilfegruppe und setz dich in Bewegung! **Komm in die Hufe!**

Ich bin süchtig nach Alkohol und kann *nicht* kontrolliert trinken! Sei ehrlich und sensibel gegenüber dir selbst und bescheiß dich nicht wieder! Zieh die Abstinenz durch und verspiele nicht wieder dein Leben! *Denk an die Folgen* und das Gewesene!

Ruf an: *Tel.-Nr. Freund !*

Oder gehe zur Selbsthilfegruppe und setz dich in Bewegung! *Komm in die Hufe!*

Gehe an den Strand und danach noch einen Tee trinken! Genieße die Natur, das Meer, die Wellen und die Freiheit! Mache Sport, **bleibe aktiv** und falle nicht wieder in die alte Lethargie zurück! Denk positiv an die Monate **zufriedener Abstinenz**, das Trinken macht dich nicht glücklicher! Verabrede dich für heute Abend mit jemandem zum Kino oder Fußball oder zum Reden! **Beweg Dich!**

Gehe an den Strand und danach noch einen Tee trinken! Genieße die Natur, das Meer, die Wellen und die Freiheit! Mache Sport, **bleibe aktiv** und falle nicht wieder in die alte Lethargie zurück! Denk positiv an die Monate zufriedener Abstinenz, das Trinken macht dich nicht glücklicher! Verabrede dich für heute Abend mit jemandem zum Kino oder Fußball oder zum Reden! Beweg Dich!

Du willst trinken?
1. Schmeiß dein Leben weg!
2. Mach aus dir wieder den Versager!
3. Denk an die Folgen!

Ruf an:

Familie	Tel. ##########
Freund	Tel. ##########
Suchtberatungsstelle	Tel. ##########

Plane den Tag bis du ins Bett gehst!
Du schaffst es!

Du willst trinken?
1. Schmeiß dein Leben weg!
2. Mach aus dir wieder den Versager!
3. Denk an die Folgen!

Ruf an:

Familie	Tel. #########
Freund	Tel. #########
Suchtberatungsstelle	Tel. #########

Plane den Tag bis du ins Bett gehst!

Verhalte dich wie folgt:

- Bis jetzt hast du viel erreicht!
- Vergiss deine Ziele nicht!
- Setz dein Leben nicht aufs Spiel!

Was kann ich machen?
- Kino
- Einkaufen
- Fahrrad fahren, Fitness
- Am Rhein spazieren gehen
- Essen gehen
- Cafébesuch

Verhalte dich wie folgt:

- **Bis jetzt hast du viel erreicht**
- **Vergiss deine Ziele nicht.**
- **Setz dein Leben nicht aufs Spiel.**
- **Was kann ich machen?**
  - Kino
  - Einkaufen
  - Fahrrad fahren, Fitness
  - Am Rhein spazieren gehen
  - Essen gehen
  - Cafébesuch

Notfallkarten von Patienten

Vorderseite	Rückseite
Alkohol: Ich kann auch ohne und ich will auch ohne! **Ich will meine Frau, andere und mich nicht enttäuschen. Ich lasse es nicht noch einmal so weit kommen.** **Ich will es schaffen!** **K r e u z b u n d 17# 3#######**	Aktiv sein. Fahrrad fahren Lesen. Sich was Gutes tun. A l k o h o h l f r e i e s Trinken. ***Den Tag planen.*** Positiv Denken ! Sich nicht aus der **Ruhe** bringen lassen. S e l b s t h i l f e g r u p p e beibehalten.
Alkohol? – Nein!!! Er hilft dir nicht!!! *Du hast dir Alkohol selber verboten.* *Denke an die negativen Folgen und die guten Erfolge ohne Alkohol. Du wirst dich hassen, wenn du jetzt den klaren Kopf verlierst. Ich will meine Familie und Freunde nicht verlieren. Rufe Vater an: 01## #####. Papa ist dein Vorbild, und denke an seine Enttäuschung. Ich bin stark und schaffe es auch ohne. Du bist überzeugt, dass du diesen Schritt gar nicht willst.*	*Schnapp dir dein Rad.* *Lese dein Buch zu Ende.* *Trinke etwas A l k o h o l f r e i e s.* *Gestalte deinen Tag anders.* *Denke über das »W A R U M« nach.* *Gönn dir was Gutes.* *Gehe mit dir selbst ins Gericht.* *Nimm ein Entspannungsbad.*
Quo Vadis? Du warst doch schon da! Belüge Dich nicht! Alkohol u. Drogen haben Dich belogen. **Sei zufrieden mit dir.** Tel. Mäuschen **017# / 4# ### ##** **Vergiss deine Ziele nicht!**	Etwas von der Seele schreiben *Geh etwas schönes Essen.* Du bist wertvoll. ***Enttäusche Dich nicht!*** **DU BIST, WIE DU BIST !**

Vorderseite	**Rückseite**
Ich habe Probleme, jetzt nicht unüberlegt handeln. *Meine Ziele nicht vergessen!* Bis jetzt bin ich so weit gekommen. Warum alles riskieren, was ich erreicht habe? Denke daran: **Trinken** = **Probleme**. An meine Familie denken.	Ablenkung! Sport jeder Art. Eventuell Lesen oder Wandern. Etwas A L K O H O L F R E I E S trinken. Meiner Familie eine Freude machen. *Was kann ich künftig verbessern ?* Mit vertrauter Person ein Gespräch suchen. Ich möchte Vorbild für meine Kinder sein.
Willst du nach dem Kiffen wieder im Kopf ein Lulli sein. Deine Ziele/den Sinn in deinem Leben verlieren? Mach dir dein Vertrauen in der Familie nicht wieder kaputt. Vermeide Kiffer/Diskotheken in …	*Geh joggen!* *Male ein Bild!* *Iss Nutella mit Rosinenbrot!* *Deine Struktur hilft dir!* *Gönn dir ne Pause!*
Denk daran Rückfall = Straffälligkeit Erinnere dich an die 18 Monate in der JVA Bochum! Vermeide den Kontakt zu alten Drogenkumpels! Rufe Herrn X an, Tel.: ____________ 2#########	Melde dich im Fitnessstudio an und halte es durch. Tritt wieder in die D L R G ein. Hör wieder deine Lieblingsmusik! Lerne, anderen Menschen zu vertrauen, und werde *nicht* gleich wieder aggressiv. **Besuch regelmäßig die Selbsthilfegruppe.**

8 Alternativen zum Suchtverhalten: Struktur und Aktivitätsplan

Einführung

Wie oft gab es schon den Vorsatz, das Suchtverhalten einzustellen? Abhängigkeit bedeutet, viele andere Dinge nicht zu tun. Erst die Ausbildung von Alternativen eröffnet dauerhaft die Chance, auf das Suchtmittel zu verzichten und zufrieden abstinent zu sein.

Hier ein kleines »Experiment«: Wenn man sich mehrmals vorsagt: »Ich esse keine Apfelsine«, stellen die meisten Menschen fest, dass auch bei dem »Verzichtgedanken« der übliche Speichelfluss in Gang gesetzt wird. Besser ist es, an etwas zu denken, das positive Erwartungen weckt und sich tatsächlich verwirklichen lässt!

In diesem Kapitel sind Informationen über diese Zusammenhänge dargestellt. Es werden konkrete Pläne entwickelt, den Tagesablauf sinnvoll zu strukturieren, einen regen Gesprächsaustausch zu pflegen, alltäglich für Ausgleich und Entspannung zu sorgen – Höhepunkte (Highlights) nicht zu vergessen –, so dass nicht der »graue Alltag« Einzug hält und die Frage aufkommt: »Was darf ich überhaupt noch?« Nicht da, »wo es wehtut«, geht es lang, sondern dort, wo durch eigene Initiative und gute Vorausschau Pflichten und eine interessante, abwechslungsreiche Tages- und Wochengestaltung in einem ausgewogenen Verhältnis stehen. Ein wichtiger Schritt aus der Abhängigkeit ist, an vielen anderen Lebensaspekten wieder Interesse, Spaß und Freude zu haben.

8.1 Info- und Arbeitsblätter mit Beispielen

Infoblatt: Struktur- und Aktivitätsplan – Alternativen zum Suchtverhalten

(M. Bachmann unter Mitarbeit von A. El-Akhras und A. Obeloer)

Diskutieren Sie dieses Infoblatt in der »Kleingruppe«. Unterstreichen Sie Textstellen, die besonders interessant für Sie sind, und schreiben dazu Bemerkungen an den Rand.

Die Fragestellung lautet, was man zukünftig anders machen möchte, was die **Alternativen** sind, um das Suchtmittel zu ersetzen. Neben der möglichst **konkreten Zielsetzung** steht die **Umsetzung** der Vorhaben im Mittelpunkt der Betrachtung.

Warum ließ sich der bei vielen oft gehegte Wunsch, das Suchtverhalten einzustellen, bisher nicht realisieren? Nicht das Verzichten (»Ich darf oder will ein bestimmtes Verhalten nicht mehr ausüben«) ist der entscheidende Gesichtspunkt. Vielmehr kommt es darauf an, neue Verhaltensweisen zu entwickeln, einschließlich auf Ressourcen (günstiges Verhalten, das man schon früher ausgeübt hat) zurückzugreifen, um den Stellenwert des Suchtverhaltens insgesamt stark zu reduzieren.

Dabei geht es um mehr **Vielfältigkeit** und **Abwechslung** in den Verhaltensmöglichkeiten. Nur wenn die Abstinenz letztlich einen Vorteil gegenüber der Ausübung des Suchtverhaltens darstellt, wird sie langfristig beibehalten. Wichtige Voraussetzungen für eine **zufriedene Abstinenz** sind

- eine gute Tagesstruktur mit viel Abwechslung,
- ein gewisses Maß an Herausforderung,
- eine sinnvolle Beschäftigung,
- soziale Kontakte,
- körperliche Bewegung (an Licht und Luft) und
- eine gute Zusammenstellung dieser Möglichkeiten.

Die **Einplanung von Highlights** (Höhepunkten) – besondere Vorhaben und Ereignisse – führt zudem zu einer Unterbrechung des Alltags. Die Vorfreude auf solche Vorhaben kann alltägliche Pflichten erleichtern und zu Stetigkeit und Durchhaltevermögen beitragen. Man sollte an dem anknüpfen, was schon früher als positiv empfunden wurde. Es muss nicht alles neu sein!

Von großer Bedeutung ist, Vorausschau zu betreiben, wissen was auf einen zukommt. Sind mit bestimmten Situationen oder Ereignissen negative Erwartungen und Rückfallrisiken verbunden? Wie ist dem entgegenzuwirken? Besteht die Möglichkeit, mit jemandem über diese Situation zu reden?

Ein gutes Beispiel ist, wie sich der Rennfahrer auf eine Rennstrecke vorbereitet, die schwierigsten Kurven simultan, in seiner Vorstellung, durchfährt. In gleicher Weise kann ich mich auf den nächsten Tag, die Woche, das Wochenende und besondere Situationen einstellen. Keine Gefahrenpunkte übersehen (»Sich nicht überschlagen und aus der Kurve gleiten«), notwendige Erholungsphasen und Abwechslung einplanen. Nicht vom Ausruhen ausruhen, sondern Aktivitätsphasen folgen Passivzeiten – dies möglichst in Zeitabständen von ca. einer drei Viertel Stunde bis zu eineinhalb Stunden, dabei sollte man ab und zu zwischen geistiger und körperlicher Tätigkeit wechseln. Am besten kann man von einer Sache abschalten, wenn man sich auf eine andere stark konzentriert. Wirkliche Erholung ist oft nicht ohne Anstrengung und Mühe zu erreichen. Nur neue, gut ausgeprägte Gewohnheiten sind dazu in der Lage, das Suchtverhalten zu ersetzen und ein neues Belohnungssystem aufzubauen.

Arbeitsanweisungen:

Viel Gewicht auf die Entspannung und den Ausgleich legen!

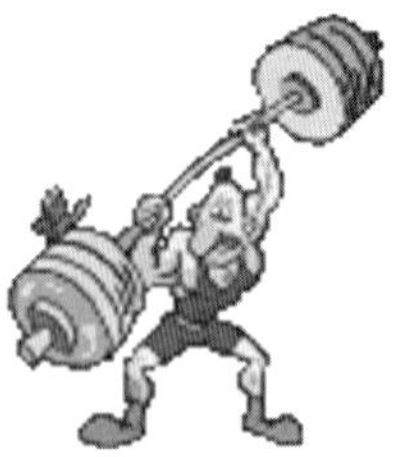

Zu **Arbeitsblatt A (1. und 2. Sitzung).** Bitte halten Sie zunächst auf dem Arbeitsblatt A fest, welche **Interessen**, **Hobbys** und andere günstige Verhaltensweisen es noch **vor** und **während** der aktiven **Suchtphase** gab, die sich wieder aufgreifen und ausbauen lassen. Beachten Sie bitte die Frage, welche Aktivitäten vielleicht schon früher bei Ihnen zur Folge hatten, das Suchtverhalten zu reduzieren oder sogar zeitweise einzustellen.

Zu **Arbeitsblatt B (3. und 4. Sitzung).** Bitte halten Sie nun auf dem Arbeitsblatt B fest, welche **neuen** Verhaltensalternativen Sie zukünftig (Die Zukunft beginnt heute!) aufbauen möchten, um den Tag möglichst sinnvoll zu strukturieren und auszufüllen. Nachdem Sie dies zunächst frei, nach eigenen Ideen, gestaltet haben, gehen Sie dazu auch den Katalog durch und ergänzen das Arbeitsblatt B mit den neu gefundenen Alternativen. Dabei ist zu unterscheiden, ob es sich eher um alltägliche Aktivitäten oder besondere Ereignisse (»Highlights«) handelt.

Bewerten Sie die Vorschläge auf dem Arbeitsblatt A und B danach, ob das Kosten-Nutzen-Verhältnis stimmt.

Arbeitsblatt A: Alternativen, die es schon vor der Suchtproblematik gab

Auflistung der **ersten 20 Alternativen**: günstige Verhaltensweisen, Interessen, Hobbys, die es schon **vor** und noch **während** der Suchtentwicklung gab. Bitte in konkrete »Kleinigkeiten« und Einzelheiten gehen!

Alternativen: **»alltägliche Aktivitäten«**	**Kosten** **günstig mittel teuer** **1 ---------2---------3**	**Nutzen** **kurz- mittel- langfristig** **1 ---------2---------3**
1	1 ---------2---------3	1 ---------2---------3
2	1 ---------2---------3	1 ---------2---------3
3	1 ---------2---------3	1 ---------2---------3
4	1 ---------2---------3	1 ---------2---------3
5	1 ---------2---------3	1 ---------2---------3
6	1 ---------2---------3	1 ---------2---------3
7	1 ---------2---------3	1 ---------2---------3
8	1 ---------2---------3	1 ---------2---------3
9	1 ---------2---------3	1 ---------2---------3
10	1 ---------2---------3	1 ---------2---------3
11	1 ---------2---------3	1 ---------2---------3
12	1 ---------2---------3	1 ---------2---------3
13	1 ---------2---------3	1 ---------2---------3
14	1 ---------2---------3	1 ---------2---------3
15	1 ---------2---------3	1 ---------2---------3
16	1 ---------2---------3	1 ---------2---------3
17 **Highlights (Höhepunkte)**	1 ---------2---------3	1 ---------2---------3
18	1 ---------2---------3	1 ---------2---------3
19	1 ---------2---------3	1 ---------2---------3
20	1 ---------2---------3	1 ---------2---------3

Arbeitsblatt B: Auflisten von neuen Alternativen

Auflistung von **20 neuen Alternativen**: günstige Verhaltensweisen, Interessen, Hobbys, die Sie möglichst ab jetzt ausüben möchten. Bitte in konkrete »Kleinigkeiten« und Einzelheiten gehen und die Anregungen aus der Aktivitätenliste heranziehen!

Alternativen: **»alltägliche Aktivitäten«**	**Kosten** **günstig mittel teuer** **1 ---------2---------3**	**Nutzen** **kurz- mittel- langfristig** **1 ---------2---------3**
1	1 ---------2---------3	1 ---------2---------3
2	1 ---------2---------3	1 ---------2---------3
3	1 ---------2---------3	1 ---------2---------3
4	1 ---------2---------3	1 ---------2---------3
5	1 ---------2---------3	1 ---------2---------3
6	1 ---------2---------3	1 ---------2---------3
7	1 ---------2---------3	1 ---------2---------3
8	1 ---------2---------3	1 ---------2---------3
9	1 ---------2---------3	1 ---------2---------3
10	1 ---------2---------3	1 ---------2---------3
11	1 ---------2---------3	1 ---------2---------3
12	1 ---------2---------3	1 ---------2---------3
13	1 ---------2---------3	1 ---------2---------3
14	1 ---------2---------3	1 ---------2---------3
15	1 ---------2---------3	1 ---------2---------3
16	1 ---------2---------3	1 ---------2---------3
17 **Highlights (Höhepunkte)**	1 ---------2---------3	1 ---------2---------3
18	1 ---------2---------3	1 ---------2---------3
19	1 ---------2---------3	1 ---------2---------3
20	1 ---------2---------3	1 ---------2---------3

Infoblatt: Auflistung von alltäglichen Aktivitäten (Beispiele)

- Persönliche Gespräche führen (+++) und auf Folgendes achten: Evtl. Zeitpunkt festlegen, wann Konflikte angesprochen werden – z.B. Tag nie mit Anspannungen beenden (+++); Suchtdruck gegenüber mir und anderen laut aussprechen (+++); Positive und negative Gefühle adäquat ausdrücken (+++)
- Unterhaltung (+, ++ bis sogar +++)
- Papiere ordnen (++)
- Finanz- und Haushaltsplanung (++)
- Essensplan (+)
- Regelmäßige Mahlzeiten (++)
- Kochen (+, ++ bis sogar +++)
- Für andere Kochen (+, ++ bis sogar +++)
- Jemandem eine Freude machen (+, ++ bis sogar +++)
- Aufräumen, Putzen, Waschen (++)
- Geschmackvoll anziehen (++)
- Andere um Rat fragen, was einem steht (+)
- Kleidung am Abend zuvor bereitlegen
- Auf eine gute Balance zwischen Arbeit und Freizeit achten (+++)
- Auto fahren
- Sehenswürdigkeiten besichtigen (+)
- Vereinsleben mitgestalten (++)
- Selbsthilfegruppe (+++)
- Musik hören (+)
- Musik machen (+++)
- Entspannungsübungen (+)
- Politik (+, ++ bis sogar +++)
- Diskutieren (+, ++ bis sogar +++)
- Sport in den Medien verfolgen
- Sportveranstaltungen besuchen (+)
- Sport treiben, einschließlich Sportgruppe, z. B. Tennis, Minigolf, Badminton, Schwimmen, Fußball, Kampfsport (+++)

Interessierende Sportarten:

____

____

____

____

____

____

____

- Lesen, z. B. Literatur, Zeitungen, Zeitschriften, Fachliteratur (+, ++ bis sogar +++)
- Fahrrad fahren (+, ++ bis sogar +++)
- Motorrad, Moped, Roller fahren (+, ++ bis sogar +++)
- Tanzschule (+++)
- Kanu fahren (++)
- Trainer sein (+++)
- Schiedsrichter sein (++)
- Abendschule/Fortbildung (+++)
- Kino (+)
- Fernsehen
- Beim Fernsehen unterhalten (+)
- Spazieren gehen (+)
- Ausflug ins Grüne (+)
- Im Park spazieren gehen
- Grillen
- Picknick (+)
- Himmel beobachten (Teleskop)
- Mit dem Hund spazieren gehen
- Malen/Zeichnen (++ bis sogar +++)
- Fotografieren (+)
- Filmen (+)
- Puzzle (+)
- Kreuzworträtsel (+)
- Fitnesscenter/Kraftsport (+)
- Gartenarbeit (+, ++ bis sogar +++)
- Haus und Hof in Ordnung halten (++)
- Kaffeeklatsch mit Freunden (+++)
- Cafébesuch (+)
- Planen, wann bestimmte Probleme erledigt werden (+++)
- Stadtbummel ohne Einkauf (+)
- Einkaufsbummel
- Sauna/Solarium
- Inline skaten (+)
- Sexualität (+, ++ bis sogar +++)
- Videoabend
- Essengehen
- Ausstellung/Messe (+)
- Pilze suchen/Beeren sammeln (+)
- Freundschaften und Bekanntschaften schließen (+, ++ bis sogar +++)
- Angeln (+)
- Hochseeangeln (+)
- Kegeln/Bowling (+)
- Schlittschuh laufen (+)
- Schreiben: Briefe/Tagebuch (+++)
- Meditation/Autogenes Training (+)
- Einkaufen
- Trödelmarkt besuchen
- Trödel anbieten (+)
- Oldtimer-Markt besuchen
- Mittagsschlaf
- Camping (+)
- Was Leckeres, Süßes einkaufen
- In Stresssituationen (Nichtalkoholisches) trinken

- Nach Stresssituationen oder nach der Arbeit Obst essen
- Besuche anmelden (+, ++ bis sogar +++)
- Besuche (+, ++ bis sogar +++)
- Etwas reparieren (+, ++ bis sogar +++)
- Auto waschen
- Anstreichen/Tapezieren (+)
- Sammeln (+, ++ bis sogar +++)
- Entspannungsbad
- Massage
- Massieren (+)
- Karaoke
- Freizeitreiten

Zusätzliche eigene Ideen:

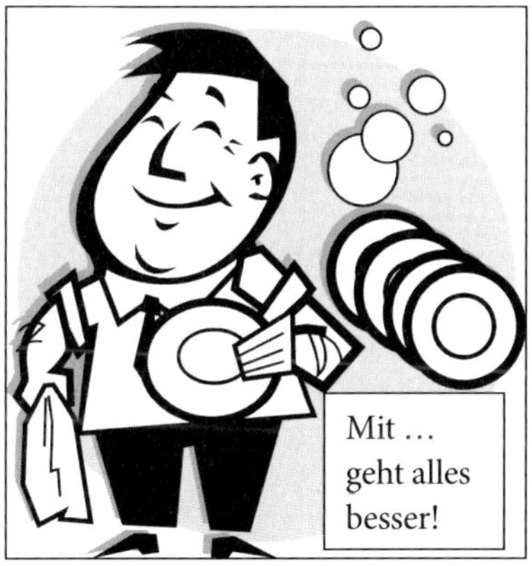

Infoblatt: Auflistung von Highlights (Beispiele)

- In der Disco (z. B. »Disco über 30«) tanzen (+++)
- Standardtanzen (+++)
- Wohnung neu gestalten (+++)
- Freizeitpark (+)
- Theater (++)
- Theater spielen (+++)
- Kinder betreuen (+)
- Ballon fahren (+)
- Konzert (++)
- Ahnenforschung (+)
- Suchtgeschichte in der Familie erforschen (+)
- Wochenendtrip (+++)
- Was konstruieren/erfinden (+++)
- Modellbau (++)
- In Urlaub fahren (+, ++ oder sogar +++)
- Kosmetik und Wellness (++)
- Party ohne Suchtmittel (+++)
- Kirche/Religion/Philosophieren (+, ++ oder sogar +++)
- Naturerlebnisse (++)

Zusätzliche eigene Ideen:

____

____

____

____

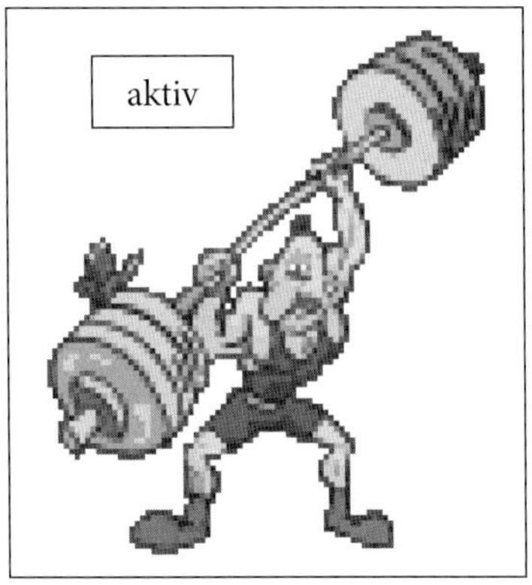

Eine gute Balance finden!

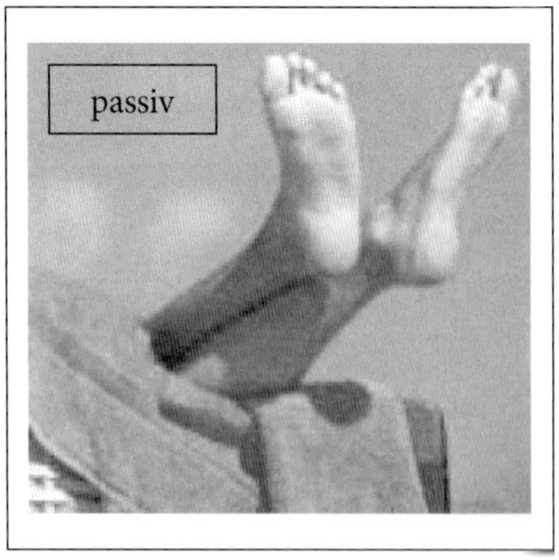

8.2 Zwischenbilanz und Eintragung in die Wochenpläne

Arbeitsblatt für eine Zwischenbilanz

Beim **Planen**, **Strukturieren** und **Vorausschauen** treten oft die meisten Widerstände auf, hier fehlt häufig stark die Übung. Gerade dann, wenn die **Lebensumstände** schwierig sind, z. B. bedingt durch Schichtarbeit oder problematische Familienverhältnisse, ist die Planung von Erholungsmöglichkeiten und eines guten Ausgleichs besonders wichtig. Bitte diskutieren Sie den Sinn und die Zweckmäßigkeit des Planens und der Vorausschau. Halten Sie das Ergebnis in **Stichpunkten** fest:

- Ist es mit Gefahren verbunden, zu sehr »in den Tag hineinzuleben«?
  (Zu viel Fernsehen, Langeweile, Nicht-Nein-sagen-Können, Überforderung, Wichtiges liegen lassen, »innerer Schweinehund«)

  ____

- Mit dem Partner, den Kindern, Freunden oder Bekannten möglichst täglich über das Erlebte sprechen: Sind spezielle Zeiten (»die Arbeit mal beiseite legen«) dafür günstig und möglichst beizubehalten?
  (Nach dem Abendbrot ca. 30 Min. lang den Fernseher aus oder leiser stellen. Was ist heute passiert? Gab's Ärger? Sich Sorgen von der Seele reden.)

  ____

- Wie kann eine gute Planung aussehen, ohne dass Spontaneität fehlt?
  (Sich auf besondere Umstände einstellen, z. B. Wetter, kurzfristige Absagen; Alternativen einplanen)

  ____

- Gibt es Tage, an denen das Bedürfnis besonders hoch ist, etwas Besonderes (ein »Highlight«) zu erleben?
  (Nach einem Erfolgserlebnis, Freitag, Sonntag, nach einer anstrengenden Woche, Geburtstag, Feiertage)

  ____

- Unter welchen Umständen ist eine gute Tagesstruktur besonders wichtig?
  (Schwierige Arbeitsverhältnisse, Arbeitslosigkeit, viele Überstunden, unregelmäßige Zeiten, auf Abruf bereit sein, Trennung, Unglücksfall, Einsamkeit)

  ____

- Wie müsste die Wochengestaltung aussehen, dass man an Ihrem Verhalten feststellen könnte, um welchen Tag es sich handelt?
  (Selbsthilfegruppe, Sport an bestimmten Tagen, Einkaufs-, Putz-, Waschtag, Sauna-/Badetag)

  ____

Ausfüllen der Wochenpläne und Aufteilung der Sitzungen

Sie können Pläne für verschiedene Situationen (Therapiezeit oder für danach) erstellen. Planen Sie so, dass weder Unter- noch Überforderungen eintreten und genügend Ausgewogenheit und Abwechslung entstehen.

Tragen Sie die Aktivitäten bitte in den Wochenplan ein, z. B.:

- 1. Sitzung: z. B. nur den Freitag – was ist das Besondere am Freitag?
- 2. Sitzung: z. B. Samstag und Sonntag
- 3. Sitzung: z. B. Montag und Dienstag
- 4. Sitzung: z. B. Mittwoch und Donnerstag
- 5. Sitzung: Vergleich mit »Idealplan« und evtl. Vornahme von Korrekturen/Ergänzungen

8.3 Struktur- und Aktivitätsplan

Aus der vorhandenen Ideensammlung stellen Sie nun einen **Wochenplan** zusammen. Halten Sie die vorgenommene Bewertung von null bis drei Pluszeichen fest, sowie ein R, wenn regelmäßige Rituale daraus werden sollen.

Sie sollten eine möglichst gute Verteilung unterschiedlicher Aktivitäten auf die Woche vornehmen.

Besprechen Sie den Plan mit anderen: Ihrem Partner, Ihrer Gruppe oder Ihrem Therapeuten.

Haben Sie keine Scheu, Änderungen vorzunehmen, bis Sie eine »**gute Mischung**« von Möglichkeiten zusammengestellt haben.

Vergessen Sie nicht, ab und zu einen »Höhepunkt« einzuplanen.

Bitte unterstreichen Sie die Aktivitäten, mit denen Sie sofort beginnen können.

Vergleichen Sie Ihr Ergebnis mit dem sich anschließenden »**Idealbeispiel**« für einen Struktur- und Aktivitätsplan (▶ Abschnitt 8.4), und nehmen Sie eventuell noch Ergänzungen vor.

Arbeitsblatt: Wochenplan

Name:	Vorname:	Datum:	Gruppe:
Bitte ankreuzen:	( ) während des Klinikaufenthalts	( ) während der ambulanten Behandlung	( ) nach der Therapie

Montag			Dienstag		
von bis	Bezeichnung der Aktivität	+++ R	von bis	Bezeichnung der Aktivität	+++ R

Mittwoch			Donnerstag		
von bis	Bezeichnung der Aktivität	+++ R	von bis	Bezeichnung der Aktivität	+++ R

Freitag				**Samstag**				**Sonntag**			
von	bis	Bezeichnung der Aktivität	+++ R	von	bis	Bezeichnung der Aktivität	+++ R	von	bis	Bezeichnung der Aktivität	+++ R

8.4 »Idealbeispiel« für einen Struktur- und Aktivitätsplan

Montag

Uhrzeit	Aktivität
06:00	Frühstück (beim Frühstück hinsetzen; verschiedene Sorten Müsli, etwas Obst, Tee, Kaffee)
07:00 12:00–13:00 (Ruhephase; Kurzschlaf) 16:00	Arbeit Integrationsmaßnahme, (Wiedereingliederung ins Berufsleben) Arbeitslosenselbsthilfegruppe Ehrenamtliche Arbeit
16:00–17:00	Ruhephase (Kurzschlaf)
17:00–18:00	Sport (Verein) ☺
18:00–19:30	Abendbrot Wäsche waschen Anfallende Hausarbeiten
19:30–21:00	Persönliches Gespräch mit dem Partner, Freunden oder anderen Bezugspersonen zur »Psychohygiene« (psychisches »Saubermachen«) oder Selbsthilfegruppe
21:00–21:30	Lesen Fernsehen (dabei bzw. danach über das Gesehene sprechen)
21:30–22:30	Tagebuch Vorbereitungen für den nächsten Tag (Sachen zurechtlegen, Brote schmieren, aufräumen)
22:30	Schlafenszeit

Dienstag

Uhrzeit	Aktivität
06:00	Frühstück (Zeitung)
07:00 12:00–13:00 (Ruhephase; Kurzschlaf) 16:00	Arbeit Integrationsmaßnahme (Wiedereingliederung ins Berufsleben) Arbeitslosenselbsthilfegruppe Bewerbungen Ehrenamtliche Arbeit
16:00–17:00	Wichtige Telefonate erledigen! Anfallende Hausarbeiten Vorbereitung für den nächsten Tag Schnelles Gehen
17:00–18:00	Ruhephase (Rest der Zeitung lesen)
18:00–19:45	Abendbrot Persönliches Gespräch Tagebuch
19:45–22:30	Kinotag nutzen ☺
22:30–23:00	Über den Film diskutieren!
23:00	Schlafenszeit

Mittwoch

Uhrzeit	Aktivität
06:00–7:00	Körperpflege Frühstück (Zeitung lesen)
07:00 12:00–13:00 (Ruhephase; Kurzschlaf) 16:00	Arbeit für Arbeitssuchende: Arztbesuch Integrationsmaßnahme, (Wiedereingliederung ins Berufsleben) Arbeitslosenselbsthilfegruppe Ehrenamtliche Arbeit
16:00–17:00	Sport (Verein) Kreativität, z. B. Heimwerken/Musik machen/Malen Gespräch in der Beratungsstelle
17:00–18:00	Ruhephase (Rest der Zeitung lesen)
18:00–20:30	Abendbrot Vorkochen Entrümpeln/»Altes« aussortieren
20:30–22:00	Persönliches Gespräch mit dem Partner, Freunden oder anderen Bezugspersonen zur »Psychohygiene«
22:00–22:30	Tagebuch Vorbereitungen für den nächsten Tag (Sachen zurechtlegen, Brote schmieren etc.)
22:30–23:00	Lesen
23:00	Schlafenszeit

Donnerstag

Uhrzeit	Aktivität
06:00	Frühstück (in Ruhe hinsetzen; verschiedene Sorten Obst, Müsli, etwas Obst, Tee, Kaffee)
07:00 12:00–13:00 (Ruhephase; Kurzschlaf) 16:00	Arbeit Integrationsmaßnahme (Wiedereingliederung ins Berufsleben) Arbeitslosenselbsthilfegruppe Ehrenamtliche Arbeit Bewerbungen
16:00–18:00	Behördengänge Für Arbeitende: Arztbesuch Einkaufen
18:00–19:30	Ausruhen Abendbrot Anfallende Hausarbeiten
19:30–20:30	Selbsthilfegruppe
20:30–21:30	Musik hören ♫ ♫ ♫ Tagebuch Vorbereitungen für den nächsten Tag (Sachen zurechtlegen, Brote schmieren etc.)
21:30–22:30	Gespräch mit Bezugspersonen
22:30	Bettruhe

Freitag

Uhrzeit	Aktivität
06:00	Frühstück (Zeitung lesen)
07:00 12:00–13:00 (Ruhephase; Kurzschlaf) 16:00	Arbeit Integrationsmaßnahme (Wiedereingliederung ins Berufsleben) Arbeitslosenselbsthilfegruppe Ehrenamtliche Arbeit
16:00–16:30	Ruhephase/Kurzschlaf (Rest der Zeitung)
16:30–18:00	Hausputz Reinigung der Wohnanlage
18:00–19:00	Persönliches Gespräch mit dem Partner, Freunden oder anderen Bezugspersonen zur »Psychohygiene« (psychisches »Saubermachen«) oder Selbsthilfegruppe
19:00–20:00	Tagebuch Körperpflege
20:00–01:30	☼Highlight☼ Essen gehen – Discobesuch – Sauna ☺
01:30	Schlafenszeit

Samstag

Uhrzeit	Aktivität
10:00–11:00	Besonderes Frühstück (Brötchen, Ei, Obst, Gemüse, Fruchtsaft, Tee, Kaffee)
11:00–12:30	Wochenendplanung und -vorbereitung Markttag
12:30–13:30	Mittagsruhe
13:30–14:30	beim Kochen experimentieren, z. B. Internationales!
14:30–15:30	Gartenarbeit/Haus- oder Hofreinigung
15:30–17:30	Sport/Kreativität
17:30–18:30	Ruhephase
18:30–19:30	Abendessen Tagebuch
19:30–23:00	☼Highlight☼ Theater/Konzert ☺ Gespräch über die Erlebnisse des Tages
23:30	Bettruhe

Sonntag

Uhrzeit	Aktivität
09:30–11:00	Brunchen mit Freunden
11:00–12:30	Papiere erledigen Finanzplanung
12:30–14:00	Mittagsruhe
14:00–14:30	Langfristige Planung für Kurzurlaube, zukünftige Wochenenden, Urlaub
14:30–18:30	☼Highlight☼ Ausflug, z. B. Zoo, Freibad, Sauna, Natur, Ausstellungen etc. ☺
18:30–19:00	Abendessen
19:00–20:00	Gespräch mit dem Partner oder anderen wichtigen Personen Wochenendrückblick
20:00–22:00	Lesen Fernsehen (dabei bzw. danach über das Gesehene sprechen)
22:00–22:30	Vorbereitung für den nächsten Tag Tagebuch
22:30	Bettruhe

9 Übergang: Therapieabschluss und Nachsorge

Einführung

Die Suchtkrankenhilfe findet in enger Vernetzung statt. Häufig sind Selbsthilfegruppen, Suchtberatungsstellen und Hausärzte erste Anlaufstellen für die Betroffenen. Dorthin können Patienten, die eine (teil-)stationäre Therapie in Anspruch genommen haben, wieder zurückkehren.

Nur eine gute Nachsorge und eine intensive Zusammenarbeit aller Beteiligten sichern den Therapieerfolg. Es gilt besonders, intensive Hilfestellung bei der ersten Zeit danach (nach stationären Aufenthalten) zu gewähren, wenn die Rückfallgefahren am größten sind. Die Übergänge werden psychisch oft als besonders belastend erlebt und bedürfen daher der höchsten Aufmerksamkeit!

Im ersten Abschnitt des Kapitels geht es um Hilfestellungen und Zielsetzungen bezüglich der Frage, wie die Zeit nach der Therapie zu gestalten und was speziell zu beachten ist. Persönliche Gedanken und Gefühle dazu, am besten in engem Austausch mit anderen, sind festzuhalten (► Abschnitt 9.1).

Anhand der anschließenden **Checklisten** sollten nach der Therapie Überprüfungen des eigenen **Befindens** und der **Umsetzung der Vorsätze** vorgenommen werden (► Abschnitt 9.2). Auf dem nächsten Arbeitsblatt sind die eigenen Planungen zusammenfassend zu notieren (► Abschnitt 9.3).

Eine der wichtigsten Maßnahmen zur Rückfallverhütung ist der regelmäßige Besuch der Selbsthilfegruppen. In ► Abschnitt 9.4 werden einige Aspekte der Zielsetzungen, Vorgehensweisen und Rahmenbedingungen dargestellt. Nähere Informationen über die einzelnen Organisationen lassen sich aus dem Internet beziehen.

9.1 Hilfestellungen für Patienten, die eine (teil-)stationäre Therapie hinter sich haben

Arbeitsblatt: Die Zeit nach der Behandlung

Erste Sitzung
Erfahrungen zeigen, dass die erste Zeit nach der (teil-)stationären Behandlung die kritischste ist, um das Abstinenzziel zu bewahren. Die von Küfner (2003) erarbeiteten Anregungen lassen sich ohne Weiteres auf verschiedene Suchtformen anwenden. Folgende Fragestellungen sind in (Klein-)Gruppen- und in Einzelarbeit zu berücksichtigen:

1. Alles ist zunächst neu

- Dinge nun besser zu durchschauen gibt ein Gefühl von Überlegenheit.
  Persönliche Notiz (eigene Gedanken und Gefühle dazu):

- Unverständnis auf Seiten der anderen kann die harte Wirklichkeit bedeuten, erschrecken und tief schmerzen.
  Persönliche Notiz (eigene Gedanken und Gefühle dazu):

- Es gibt die Gelegenheit zu überprüfen, was oder wer zu jemandem passt und was oder wer nicht.
  Persönliche Notiz (eigene Gedanken und Gefühle dazu):

---

2. Die Rückkehr des Alltags

- Regelmäßigkeit und Gewohnheit bieten im Alltag Sicherheit und Stabilität.
  Persönliche Notiz (eigene Gedanken und Gefühle dazu):

- Im negativen Fall führt der Übergang aber dazu, sich zu Hause isoliert zu fühlen, weniger Unterhaltung und Geselligkeit, dafür mehr Langeweile zu haben.
  Persönliche Notiz (eigene Gedanken und Gefühle dazu):

Antworten auf folgende Fragen schaffen hier Klarheit:

- Bin ich in der Regel mit meinem Tagesablauf zufrieden?
  Persönliche Notiz (eigene Gedanken und Gefühle dazu):

- Gibt es ausreichend Struktur, aber auch Freiheit zwischen dem morgendlichen Aufstehen und dem Zu-Bett-Gehen am Abend?
  Persönliche Notiz (eigene Gedanken und Gefühle dazu):

- Stimmt für mich das Verhältnis von Bewegung und Ruhe, von Essen und Trinken, von »Sich-Pflegen« und »Über-sich-Nachdenken«?
  Persönliche Notiz (eigene Gedanken und Gefühle dazu):

Falls Sie unzufrieden sind, erstellen Sie einen neuen Plan, Ihren Tagesablauf zu gestalten (► Kap. 8, S. 149). Orientieren Sie sich an schon in der Therapie vorhandenen Tagesplänen, tauschen Sie sich mit anderen Mitgliedern der Selbsthilfegruppe, dem Partner, Freunden und Bekannten aus. Achten Sie auf eine gute Balance von geistiger und körperlicher Betätigung. Gut entspannen lässt es sich mit **Tätigkeiten, die Spaß machen** und trotzdem eine recht hohe **Konzentration** bzw. Aktivität erfordern. Bei neuen Hobbys kommt der positive Effekt meistens nicht sofort zur Geltung. Es ist eine Übergangszeit zu überbrücken, bis gewisse Fertigkeiten angeeignet sind, Freude und Befriedigung im Vordergrund stehen.
Persönliche Notiz (eigene Gedanken und Gefühle dazu):

Zweite Sitzung

3. Unsicherheit – kann ich das Gelernte anwenden?

- Das Selbstbewusstsein ist noch nicht ausreichend stabil.
- Eine neue Situation bringt für alle Menschen zunächst Unsicherheit.

Die Unsicherheit nicht unterdrücken, sondern offen darüber reden, bringt schon eine gewisse Entlastung. Um besser damit umzugehen, ist es hilfreich, sich klarzumachen, dass in der Therapie auch nicht immer alles völlig glattging (Mitpatienten, Therapeuten und Anforderungen wechselten) und Sie schon dort die Leistung vollbracht haben, neue Fähigkeiten unterschiedlich anzuwenden.

Persönliche Notiz (eigene Gedanken und Gefühle dazu):

---

4. Freude, etwas geschafft zu haben

- Stolz darauf sein, kein Suchtverhalten mehr auszuüben, und andere daran teilhaben lassen.

Der Stolz hilft Ihnen über Situationen hinweg, in denen doch einmal Zweifel auftreten. Dann sagen Sie zu sich selbst: »Dieses gute Gefühl gebe ich nicht auf. Ich halte weiter an meinem Ziel fest!«

Persönliche Notiz (eigene Gedanken und Gefühle dazu):

---

5. Erste Kontakte mit den Freunden

- Es entsteht oft zunächst ein Gefühl der Fremdheit und Verunsicherung.
- Sie fühlen sich dennoch mit Ihren Freunden verbunden und machen sich Ihre Gemeinsamkeiten mit ihnen und Vorzüge sowie Schwächen bewusst.

Die Distanz zum Suchtverhalten, nicht ständig unter Schuldgefühlen und einem schlechten Gewissen zu leiden, führt zu einem intensiveren Erleben des Zusammenseins, an das Sie sich erst gewöhnen müssen.

Persönliche Notiz (eigene Gedanken und Gefühle dazu):

---

6. Situationen, die an das Suchtverhalten erinnern

Ihnen begegnet ein Bekannter aus der Alkohol- und Drogenszene, Sie verkehren in der Nähe von Orten, an denen Sie früher getrunken oder Drogen genommen haben, sind in einer Gastwirtschaft Zeuge, wie getrunken wird, jemand Tabletten missbräuchlich konsumiert, oder erinnern sich durch den Umgang mit Geld an Alkohol- oder Drogeneinkäufe.

Nach einigen solchen Ereignissen reagieren Sie sicherer und lassen sich dadurch nicht mehr erschüttern. Rückfällige Patienten berichten jedoch häufig, dass Sie sich zu sicher gefühlt haben und Leichtsinn entwickelten. Sie vernachlässigten den Besuch der Selbsthilfegruppe und suchten schließlich häufiger die früheren Trinkorte und/oder Drogenorte auf. Dann schlich sich der Gedanke ein, eine geringe Menge Alkohol zu trinken oder Drogen zu nehmen, weil man annahm, »alles im Griff« zu haben – und nach kurzer Zeit kam es wieder zum Kontrollverlust. Eine gewisse Wachsamkeit und Vorsicht muss erhalten bleiben!

Persönliche Notiz (eigene Gedanken und Gefühle dazu):

Dritte Sitzung

7. Gedanken an die Vergangenheit und Zukunft

- Das Geschehene ist nicht rückgängig zu machen.

  Noch vorhandene suchtbedingte berufliche Rückschläge, familiäre Probleme oder Schulden dürfen nach der Therapie nicht zur Folge haben, überhastet alles in kürzester Zeit rückgängig machen zu wollen und anfängliche Ziele zu hoch zu stecken. Dadurch entstehen leicht eine starke Überaktivität und Überforderung, die mit früheren kritischen Situationen vergleichbar sind und erneut starke Bedürfnisse danach hervorrufen (»Suchtgedächtnis«), sich mithilfe des Suchtmittels zu entspannen und abzuschalten. Andere Aktivitäten, die Sie zum Ausgleich benötigen, werden unter diesen Voraussetzungen wieder vernachlässigt! Besser ist es, sich nicht zu stark auf die ferne Zukunft auszurichten und erst nach der Erreichung bestimmter Ziele zufrieden zu sein. Vielleicht ist es sogar einzurichten, dass jeder einzelne Tag für sich akzeptabel (»Ich habe mein Möglichstes getan«) erscheint und trotz Höhen und Tiefen eine gewisse Zufriedenheit gegeben ist. Man übernimmt nun selbst die Verantwortung dafür, dass dies geschieht. Glück und Wohlbefinden im »Hier und Jetzt« und die Ausrichtung auf die Zukunft sollten in gutem Einklang sein.

  Persönliche Notiz (eigene Gedanken und Gefühle dazu):

9.2 Selbsteinschätzung: Was müssen Sie beachten, wenn die Therapie zu Ende ist?

Arbeitsblatt: Stimmungsüberprüfung

Anhand dieses Fragebogens können Sie in den ersten fünf Wochen nach der Therapie einmal pro Woche Ihre Stimmung, Vorsätze und Stimmungen überprüfen.

Bitte **einmal zur Probe** ausfüllen! Wöchentliche Einschätzung: **Ziel erreicht?**

	Probe			1. Woche			2. Woche		
	Zielerreichungsgrad								
	hoch	mittel	niedrig						
	3	2	1						
01. Wachsam und vorsichtig sein	3	2	1	3	2	1	3	2	1
02. Nicht überheblich werden	3	2	1	3	2	1	3	2	1
03. Tagesplanung abwechslungsreich gestalten	3	2	1	3	2	1	3	2	1
04. Ein ausgewogenes Leben führen	3	2	1	3	2	1	3	2	1
05. Sich auch Ruhe gönnen	3	2	1	3	2	1	3	2	1
06. Geduld bei Problembewältigung bewahren .	3	2	1	3	2	1	3	2	1
07. Offen reden.	3	2	1	3	2	1	3	2	1
08. Über Gefühle sprechen.	3	2	1	3	2	1	3	2	1
09. Konflikte nicht verschleppen	3	2	1	3	2	1	3	2	1
10. Gute Vorsätze umsetzen	3	2	1	3	2	1	3	2	1
11. Ziele nicht zu hoch stecken	3	2	1	3	2	1	3	2	1
12. Über die Sucht offen sprechen – keine Schuldgefühle	3	2	1	3	2	1	3	2	1
13. Mit Misstrauen rechnen	3	2	1	3	2	1	3	2	1
14. Ein günstiges Umfeld schaffen.	3	2	1	3	2	1	3	2	1
15. Über Rückfallängste sprechen	3	2	1	3	2	1	3	2	1
16. Selbsthilfegruppe nicht vernachlässigen .	3	2	1	3	2	1	3	2	1
17. Risikosituationen meiden	3	2	1	3	2	1	3	2	1
18. Über den vergangenen Tag nachdenken und darüber sprechen.	3	2	1	3	2	1	3	2	1
19. Auf den nächsten Tag gut vorbereiten und einstellen	3	2	1	3	2	1	3	2	1
20. Stolz auf jeden abstinenten Tag sein . . .	3	2	1	3	2	1	3	2	1

	3. Woche			4. Woche			5. Woche		
01. Wachsam und vorsichtig sein	3	2	1	3	2	1	3	2	1
02. Nicht überheblich werden	3	2	1	3	2	1	3	2	1
03. Tagesplanung abwechslungsreich gestalten	3	2	1	3	2	1	3	2	1
04. Ein ausgewogenes Leben führen	3	2	1	3	2	1	3	2	1
05. Sich auch Ruhe gönnen	3	2	1	3	2	1	3	2	1
06. Geduld bei Problembewältigung bewahren	3	2	1	3	2	1	3	2	1
07. Offen reden	3	2	1	3	2	1	3	2	1
08. Über Gefühle sprechen	3	2	1	3	2	1	3	2	1
09. Konflikte nicht verschleppen	3	2	1	3	2	1	3	2	1
10. Gute Vorsätze umsetzen	3	2	1	3	2	1	3	2	1
11. Ziele nicht zu hoch stecken	3	2	1	3	2	1	3	2	1
12. Über die Sucht offen sprechen – keine Schuldgefühle	3	2	1	3	2	1	3	2	1
13. Mit Misstrauen rechnen	3	2	1	3	2	1	3	2	1
14. Ein günstiges Umfeld schaffen	3	2	1	3	2	1	3	2	1
15. Über Rückfallängste sprechen	3	2	1	3	2	1	3	2	1
16. Selbsthilfegruppe nicht vernachlässigen	3	2	1	3	2	1	3	2	1
17. Risikosituationen meiden	3	2	1	3	2	1	3	2	1
18. Über den vergangenen Tag nachdenken und darüber sprechen	3	2	1	3	2	1	3	2	1
19. Auf den nächsten Tag gut vorbereiten und einstellen	3	2	1	3	2	1	3	2	1
20. Stolz auf jeden abstinenten Tag sein	3	2	1	3	2	1	3	2	1

Zusätzliches Arbeitsblatt: Vervielfältigung

	__Woche			__Woche			__Woche		
01. Wachsam und vorsichtig sein.	3	2	1	3	2	1	3	2	1
02. Nicht überheblich werden	3	2	1	3	2	1	3	2	1
03. Tagesplanung abwechslungsreich gestalten . .	3	2	1	3	2	1	3	2	1
04. Ein ausgewogenes Leben führen	3	2	1	3	2	1	3	2	1
05. Sich auch Ruhe gönnen	3	2	1	3	2	1	3	2	1
06. Geduld bei Problembewältigung bewahren . . .	3	2	1	3	2	1	3	2	1
07. Offen reden.	3	2	1	3	2	1	3	2	1
08. Über Gefühle sprechen.	3	2	1	3	2	1	3	2	1
09. Konflikte nicht verschleppen	3	2	1	3	2	1	3	2	1
10. Gute Vorsätze umsetzen	3	2	1	3	2	1	3	2	1
11. Ziele nicht zu hoch stecken	3	2	1	3	2	1	3	2	1
12. Über die Sucht offen sprechen – keine Schuldgefühle	3	2	1	3	2	1	3	2	1
13. Mit Misstrauen rechnen	3	2	1	3	2	1	3	2	1
14. Ein günstiges Umfeld schaffen.	3	2	1	3	2	1	3	2	1
15. Über Rückfallängste sprechen	3	2	1	3	2	1	3	2	1
16. Selbsthilfegruppe nicht vernachlässigen . . .	3	2	1	3	2	1	3	2	1
17. Risikosituationen meiden	3	2	1	3	2	1	3	2	1
18. Über den vergangenen Tag nachdenken . . . . und darüber sprechen	3	2	1	3	2	1	3	2	1
19. Auf den nächsten Tag gut vorbereiten . . . . und einstellen	3	2	1	3	2	1	3	2	1
20. Stolz auf jeden abstinenten Tag sein	3	2	1	3	2	1	3	2	1

9.3 Zusammenfassung: Was nehme ich mir für die Zeit nach der Therapie vor?

Arbeitsblatt: Die Zeit nach der Therapie

Vierte Sitzung

9.4 Selbsthilfe

Selbsthilfe findet unter vielfältigen Rahmenbedingungen statt. Es ist nicht Sinn der Sache, z. B. »im Alleingang« Arbeitsmaterialien zu studieren, um die Suchtkrankheit zu bewältigen. Stattdessen vollzieht sich die Selbsthilfe im Suchtbereich immer in der Gemeinschaft von anderen Abhängigkeitskranken.

Eine der ältesten Selbsthilfegruppen überhaupt dürfte die der Anonymen Alkoholiker sein. Beispielhaft sind in der Übersicht jene zwölf Schritte wiedergegeben, die zum Genesungsprogramm der weltweit tätigen Organisation gehören. Auf einer eigenen Webseite (www.anonyme-alkoholiker.de) wird das Programm näher erläutert. Zudem sind Selbsthilfegruppen, z. B. an Suchtberatungsstellen, Betriebe oder JVA angegliedert und haben teilweise kirchliche Hintergründe (Blaues Kreuz, Gut-Templer).

Die Selbsthilfegruppe übernimmt eine wichtige Funktion bei der Vorbereitung und/oder Nachsorge einer Behandlung, die in Beratungsstellen und Kliniken stattfindet.

Patienten aus ambulanten und (teil-)stationären Therapien bringen häufig unterschiedliche Erfahrungen aus Selbsthilfegruppen mit. In dem Arbeitsblatt »Selbsthilfegruppe besser gestalten« sind Eindrücke von ca. 30 Patienten aus der stationären Rehabilitation zusammengefasst. Zunächst wurde das Bedürfnis deutlich, sich mit negativen Erfahrungen in Selbsthilfegruppen auseinanderzusetzen. Als Nächstes wurden Vorschläge zur besseren Gestaltung einer Gesprächsgruppe gesammelt, um möglichst viele Bedenken auszuschalten, und dann abgestimmte Gesprächsregeln zu erstellen (▶ Abschnitt 9.4).

Auf dieser Grundlage wurde die Selbsteinschätzungsskala »Gesprächsregeln: Wöchentliches Zufriedenheitsbarometer« entwickelt, anhand derer immer wieder zu überprüfen ist, inwieweit man positive Zielsetzungen verwirklicht sieht. Die Ausarbeitungen der Patienten wurden mit wissenschaftlichen Ergebnissen verglichen, in denen günstige und ungünstige Verhaltensweisen in Selbsthilfegruppen untersucht wurden. Insgesamt kam eine rege Auseinandersetzung zum Sinn von Selbsthilfegruppen in Gang. Nachdem das »Für und Wider« des Selbsthilfegruppenbesuchs abgewogen war, kamen die Patienten fast einhellig zu der Schlussfolgerung, dass das Abstinenzziel nur durch einen **dauerhaften, regelmäßigen Besuch** von Selbsthilfegruppen zu verwirklichen ist.

Als **Pioniere** auf dem Gebiet der psychologisch-therapeutischen Selbsthilfegruppen gelten die »Anonymen Alkoholiker« (AA), die im Jahre 1935 in den USA von zwei suchtkranken Ärzten gegründet wurden. Die AA sind außerordentlich verbreitet und in vielen Ländern, einschließlich der BRD, flächendeckend erreichbar. Die wöchentlichen »Meetings« finden anonym statt, d. h., alle nennen nur ihren Vornamen. Die »zwölf Schritte« und »zwölf Traditionen« bilden das Genesungsprogramm der Anonymen Alkoholiker, mit dessen Hilfe der Alkoholkranke zu einem »neuen Leben« und neuen Selbstwertgefühl – ohne Suchtmittelgebrauch – gelangen soll. Wir hoffen, mit diesem Abschnitt Ihr Interesse zu wecken, dieses Thema weiter zu vertiefen und sich über Selbsthilfemöglichkeiten an Ihrem Wohnort kundig zu machen.

Die zwölf Schritte der Anonymen Alkoholiker (AA)

1. Schritt: Wir gaben zu, dass wir dem Alkohol gegenüber machtlos sind – und unser Leben nicht mehr meistern konnten.
2. Schritt: Wir kamen zu dem Glauben, dass eine Macht, größer als wir selbst, uns unsere geistige Gesundheit wiedergeben kann.
3. Schritt: Wir fassten den Entschluss, unseren Willen und unser Leben der Sorge Gottes – wie wir Ihn verstanden – anzuvertrauen.
4. Schritt: Wir machten eine gründliche und furchtlose Inventur in unserem Inneren.
5. Schritt: Wir gaben Gott, uns selbst und einem anderen Menschen gegenüber unverhüllt unsere Fehler zu.
6. Schritt: Wir waren völlig bereit, all diese Charakterfehler von Gott beseitigen zu lassen.
7. Schritt: Demütig baten wir Ihn, unsere Mängel von uns zu nehmen.
8. Schritt: Wir machten eine Liste aller Personen, denen wir Schaden zugefügt hatten, und wurden willig, ihn bei allen wiedergutzumachen.
9. Schritt: Wir machten bei diesen Menschen alles wieder gut – wo immer es möglich war –, es sei denn, wir hätten dadurch sie oder andere verletzt.
10. Schritt: Wir setzten die Inventur bei uns fort, und wenn wir Unrecht hatten, gaben wir es sofort zu.
11. Schritt: Wir suchten durch Gebet und Besinnung die bewusste Verbindung zu Gott – wie wir Ihn verstanden – zu vertiefen. Wir baten Ihn nur, uns Seinen Willen erkennbar werden zu lassen und uns die Kraft zu geben, ihn auszuführen.
12. Schritt: Nachdem wir durch diese Schritte ein spirituelles Erwachen erlebt hatten, versuchten wir, diese Botschaft an Alkoholiker weiterzugeben und unser tägliches Leben nach diesen Grundsätzen auszurichten.

Arbeitsblatt: Selbsthilfegruppe besser gestalten

Fünfte Sitzung

Auf diesem Papier sind alle negativen Erfahrungen aus Selbsthilfegruppen und Argumente gegen ihren Besuch aus der Kleingruppenarbeit zusammengefasst. Als Nächstes soll der Versuch gemacht werden, durch eine bessere Gestaltung der Selbsthilfegruppe Gründe gegen deren Besuch auszuräumen bzw. negative Erfahrungen gar nicht erst aufkommen zu lassen! Daraufhin sind die Ergebnisse mit den Gesprächsregeln und wissenschaftlichen Erkenntnissen zu vergleichen.

Folgende **negative Erfahrungen mit der Selbsthilfegruppe** werden angeführt:
- Erfolglosigkeit (zu viele Rückfälle),
- massive Erniedrigung bei Rückfällen,
- Verherrlichung des Suchtmittels in einer schlechten Gruppe,
- keine übereinstimmenden Ziele/zu unterschiedliche Ansichten,
- wenig Anteilnahme/egoistische Arbeitsweise/kein Wohlbefinden/kein Rückhalt.

Folgende **Gründe gegen einen Besuch** werden genannt:
- keine passende Gruppe/Weg zu weit,
- Unsicherheit (Angst),
- zeitbedingte Einschränkung,
- keine Motivation,
- fehlende Krankheitseinsicht,
- fehlendes Selbstvertrauen,
- Angst vor einer neuen Aufgabe,
- fehlende Leitungsperson,
- das Einzelgänger-Sein,
- ständig wechselnde Personen,
- Disziplinlosigkeit (»Es geht drunter und drüber«),
- Bequemlichkeit,
- kein Bedarf, weil genügend Rückhalt in der Familie (intakter Familien- und Freundeskreis),
- keine Lust auf Nachsorge,
- Verfallen in Selbstmitleid, nicht auf andere angewiesen,
- Gruppentermine sind Zwang,
- mangelndes Vertrauen/Schauspielerei, teilweise keine Ehrlichkeit,
- mangelnde Fähigkeit sich zu öffnen,
- Versagen der Gruppe, auf andere einzugehen,
- keine fachliche Ausbildung,
- Verlassen auf eigene Stärke, die Gruppe wird nicht gebraucht,
- wenn die Gespräche am Thema vorbeigehen,
- persönliche Entscheidung gegen die Abstinenz,
- neue Abhängigkeit von der Gruppe.

Vorschläge zur besseren Gestaltung:

____

____

____

____

____

Infoblatt: Gesprächsregeln – eine Zusammenarbeit von Patienten und Therapeuten

Diese Ideen und Anregungen stammen aus einer Gruppen-Projektarbeit. Auf einem Extrablatt kann bewertet werden, inwieweit Sie die Regeln verwirklicht sehen. Eine gute Gesprächsgruppenarbeit hängt wesentlich davon ab, ob von persönlichen Erfahrungen (»Bei mir …«) und Gefühlen berichtet wird und eine **entspannte Atmosphäre** ohne Ängste vorhanden ist!

1. Der schönste Satz beginnt mit »Bei mir«.
2. Keine Belehrung und Rechthaberei.
3. Immer von sich selbst berichten, wie Sie mit einem Problem umgegangen sind oder es bewältigen würden.
4. Freundliche Begrüßung.
5. Organisatorisches klären.
6. Sich in die Lage des anderen versetzen.
7. Dem anderen zuhören, ihn aussprechen lassen.
8. Nicht durcheinander reden/Gesprächsleitung.
9. Eigenen Standpunkt überprüfen.
10. Auf Fehler hinweisen und eigene Erfahrungen einbringen.
11. Toleranz/Geduld.
12. Keine Gewaltandrohung.
13. Sich für Fehler entschuldigen (Selbsterkenntnis).
14. Beruhigend einwirken.
15. Sich in die Augen schauen.
16. Gegenseitige Schuldzuweisungen vermeiden.
17. Respekt zeigen.
18. Nicht jedes Wort auf die Goldwaage legen.
19. Nicht nur kritisieren.
20. Fortschritte auch mal loben.
21. Gespräche nicht ins Lächerliche ziehen.
22. Kompromissbereitschaft.
23. Nicht zu viel fordern.
24. Von sich erzählen.
25. Nicht nur gute Ratschläge erteilen.
26. Sachlichkeit bewahren.
27. Nicht alles persönlich nehmen.
28. Sich mit der Problematik des anderen auseinandersetzen, auch wenn einen das Thema nicht selbst betrifft.
29. Versuchen, verständnisvoll zu sein.
30. Andere Sichtweisen akzeptieren.
31. Gut mit Kritik umgehen.
32. Von anderen lernen.
33. Anderen nicht die eigene Meinung aufzwingen wollen.
34. Meinungen ändern.

Arbeitsblatt: Wöchentliches Zufriedenheitsbarometer

Bitte geben Sie bei jeder der nachfolgenden Aussagen an, in welchem Ausmaß Sie diese Regeln in Ihrer Gruppe verwirklicht sehen:

0	1	2	3	4
überhaupt nicht verwirklicht		**mittel**		**sehr gut verwirklicht**

Der schönste Satz beginnt mit »Bei mir«.	0 – 1 – 2 – 3 –4
Keine Belehrung und Rechthaberei.	0 – 1 – 2 – 3 –4
Immer von sich selbst berichten, wie Sie mit einem Problem umgegangen sind oder es bewältigen würden.	0 – 1 – 2 – 3 –4
Freundliche Begrüßung.	0 – 1 – 2 – 3 –4
Organisatorisches klären.	0 – 1 – 2 – 3 –4
Sich in die Lage des anderen versetzen.	0 – 1 – 2 – 3 –4
Dem anderen zuhören/ihn aussprechen lassen.	0 – 1 – 2 – 3 –4
Nicht durcheinander reden/Gesprächsleitung.	0 – 1 – 2 – 3 –4
Eigenen Standpunkt überprüfen.	0 – 1 – 2 – 3 –4
Auf Fehler hinweisen und eigene Erfahrungen einbringen.	0 – 1 – 2 – 3 –4
Toleranz/Geduld.	0 – 1 – 2 – 3 –4
Keine Gewaltandrohung.	0 – 1 – 2 – 3 –4
Sich für Fehler entschuldigen (Selbsterkenntnis).	0 – 1 – 2 – 3 –4
Beruhigend einwirken.	0 – 1 – 2 – 3 –4
Sich in die Augen schauen.	0 – 1 – 2 – 3 –4
Gegenseitige Schuldzuweisungen vermeiden.	0 – 1 – 2 – 3 –4
Respekt zeigen.	0 – 1 – 2 – 3 –4
Nicht jedes Wort auf die Goldwaage legen.	0 – 1 – 2 – 3 –4
Nicht nur kritisieren.	0 – 1 – 2 – 3 –4
Fortschritte auch mal loben.	0 – 1 – 2 – 3 –4
Gespräche nicht ins Lächerliche ziehen.	0 – 1 – 2 – 3 –4
Kompromissbereitschaft.	0 – 1 – 2 – 3 –4
Nicht zu viel fordern.	0 – 1 – 2 – 3 –4
Von sich erzählen.	0 – 1 – 2 – 3 –4
Nicht nur gute Ratschläge erteilen.	0 – 1 – 2 – 3 –4
Sachlichkeit bewahren.	0 – 1 – 2 – 3 –4
Nicht alles persönlich nehmen.	0 – 1 – 2 – 3 –4
Sich mit der Problematik des anderen auseinandersetzen, auch wenn einen das Thema nicht selbst betrifft.	0 – 1 – 2 – 3 –4
Versuchen, verständnisvoll zu sein.	0 – 1 – 2 – 3 –4
Andere Sichtweisen akzeptieren.	0 – 1 – 2 – 3 –4
Gut mit Kritik umgehen.	0 – 1 – 2 – 3 –4
Von anderen lernen.	0 – 1 – 2 – 3 –4
Anderen nicht die eigene Meinung aufzwingen wollen.	0 – 1 – 2 – 3 –4
Meinungen ändern.	0 – 1 – 2 – 3 –4

Infoblatt: Günstige und ungünstige Verhaltensweisen in Selbsthilfegruppen

Levy et al. (1977; Moeller 1978) untersuchten hilfreiche Verhaltensformen, die sich in Selbsthilfegruppen ganz allgemein herausgestellt haben; dabei waren die zehn häufigsten:

- Sich einfühlen können, die Gefühle anderer verstehen und teilen.
- Sich wechselseitig achten und anerkennen.
- Etwas erläutern und erklären.
- Teilhaben lassen am eigenen Erleben.
- Anderen Hoffnung machen, dass sie ihre Probleme eines Tages durcharbeiten werden.
- Sich selbst öffnen.
- Andere bestärken und ermuntern, wenn ihnen etwas gelungen ist.
- Sich selbst neue Ziele setzen.
- Gefühle offen zum Ausdruck bringen.
- Andere ermutigen, Probleme ausführlicher darzulegen.

Am wenigsten wurden jedoch folgende Punkte genannt:

- Andere bestrafen.
- Andere in fordernder oder gar bedrohlicher Weise konfrontieren.
- Rückmeldung erbitten, wie andere einen erleben.
- Das gestörte Verhalten (psychodramatisch) der Gruppe vorführen.
- Rückmeldung geben.

In den ersten zehn Verhaltensbeispielen wird im Vergleich zu den letzten fünf in keiner Weise streng oder fordernd verfahren. Die in professionellen Gruppen häufig angewandten Rückmeldungen oder »Feedback-Übungen« passen anscheinend weniger in eine spontane und offen strukturierte Selbsthilfegruppe (Moeller 1978).

10 Schlusswort

Wir hoffen, dass wir Ihnen dabei behilflich sein konnten, der »Lust auf Abstinenz« einen Schritt näher gekommen zu sein. Abhängigkeit hat zur Folge, viele Dinge nicht getan zu haben. Vielfältiger und differenzierter zu handeln, an den so genannten Kleinigkeiten und anderen Lebensinhalten wieder Interesse und Freude zu gewinnen und ein gutes Gleichgewicht zwischen Pflichten und Ausgleich herzustellen, andere nützliche Gewohnheiten auszubilden – all dies weist den Weg in eine zufriedene Abstinenz. Wir wünschen Ihnen viel Erfolg!

Anhang

A.1 Gruppenleben: Regeln im stationären Bereich – eine Zusammenarbeit von Patienten und Therapeuten

Eine gute therapeutische Atmosphäre ist für den Therapieerfolg entscheidend wichtig. Wenn die »Schwächeren« von allen mitgetragen werden, ist sie meist verwirklicht. Dazu muss jeder sein Bestes geben!

1. Keine Gewalt (auch nichtpsychische) oder Androhung derselben!!!
2. Nicht drohen, z. B. mit der Großgruppe oder Druck ausüben!
3. Streit stoppen, wenn die Erregung zu hoch wird, weil dann nichts Vernünftiges mehr herauskommt (nicht ausdiskutieren). Gespräch auf späteren Zeitpunkt verschieben!!!!
4. Nicht unnötig Streit suchen (Effektivitätsprüfung: Bringt er etwas?)!!!
5. Ein »Hallo«, eine freundliche Begrüßung, besonders neu aufgenommener Patienten, ist immer möglich!
6. Respekt und Wertschätzung ohne Unterschied!!!
7. Vorsicht mit Behauptungen bzw. Beschuldigungen!!
8. Miteinander arbeiten, statt gegeneinander (z. B. Aufräumen).
9. Ein »Bitte« und ein »Danke« erleichtern vieles – der Ton macht die Musik!
10. Wirklich auf Stationsregeln achten, aber bei Fehlern anderer nicht sofort ausrasten!!
11. Bei Problemen, besonders bei Spannungen, handeln, Aussprache suchen (z. B. in der Gruppe, mit Therapeuten). Nicht wegsehen!
12. Ehrlich sein.
13. Keine Beleidigungen, Schimpfwörter!
14. Nicht immer das letzte Wort haben!
15. Nicht immer vergleichen oder neidisch sein (»Warum darf er und ich nicht?«).
16. Auch ein »Nein« akzeptieren – mit »Ja« und »Nein« rechnen!
17. Sich nicht immer gleich persönlich angegriffen fühlen.
18. Nicht provozierend und verletzend sein!
19. Sachlich bleiben.
20. Nicht nachtragend sein.
21. Nicht für alles Erklärungen und Rechenschaft fordern.
22. Geduldig sein.
23. Kompromissbereitschaft zeigen.
24. Musik nur in Zimmerlautstärke.
25. Ruhe- und Erholungsbedürfnis der anderen akzeptieren.
26. Bei Freizeitunternehmungen andere zum Mitmachen animieren – darauf achten, niemanden auszuschließen.
27. Keine Diskriminierung gegenüber »Ausländern« oder Deutschen anderer ethnischer Herkunft.
28. Sexistische Äußerungen und anzügliche Bemerkungen unterlassen.

A.2 Wöchentliches Stimmungsbarometer

Bitte geben Sie bei jeder der nachfolgenden Aussagen an, inwieweit Sie die jeweilige Regel verwirklicht sehen:

0	1	2	3	4
überhaupt nicht verwirklicht		**mittel**		**sehr gut verwirklicht**

01. Keine Gewalt (auch psychische) oder Androhung derselben!!! ______ 0 – 1 – 2 – 3 –4
02. Nicht drohen, z. B. mit der Großgruppe oder Druck ausüben! ______ 0 – 1 – 2 – 3 –4
03. Streit stoppen, wenn die Erregung zu hoch wird, weil dann nichts Vernünftiges mehr herauskommt (nicht ausdiskutieren). Gespräch auf späteren Zeitpunkt verschieben!!!! ______ 0 – 1 – 2 – 3 –4
04. Nicht unnötig Streit suchen (Effektivitätsprüfung: Bringt er etwas?)!!! ______ 0 – 1 – 2 – 3 –4
05. Ein »Hallo«, eine freundliche Begrüßung, besonders neu aufgenommener Patienten, ist immer möglich! ______ 0 – 1 – 2 – 3 –4
06. Respekt und Wertschätzung ohne Unterschied!!! ______ 0 – 1 – 2 – 3 –4
07. Vorsicht mit Behauptungen bzw. Beschuldigungen!! ______ 0 – 1 – 2 – 3 –4
08. Miteinander arbeiten, statt gegeneinander (z. B. Aufräumen). ______ 0 – 1 – 2 – 3 –4
09. Ein »Bitte« und ein »Danke« erleichtern vieles – der Ton macht die Musik! ______ 0 – 1 – 2 – 3 –4
10. Wirklich auf Stationsregeln achten, aber bei Fehlern anderer nicht sofort ausrasten!! ______ 0 – 1 – 2 – 3 –4
11. Bei Problemen, besonders Spannungen, handeln, Aussprache suchen (z. B. in der Gruppe, mit Therapeuten). Nicht wegsehen! ______ 0 – 1 – 2 – 3 –4
12. Ehrlich sein. ______ 0 – 1 – 2 – 3 –4
13. Keine Beleidigungen, Schimpfwörter! ______ 0 – 1 – 2 – 3 –4
14. Nicht immer das letzte Wort haben! ______ 0 – 1 – 2 – 3 –4
15. Nicht immer vergleichen oder neidisch sein (»Warum darf er und ich nicht?«). ______ 0 – 1 – 2 – 3 –4
16. Auch ein »Nein« akzeptieren – mit »Ja« und »Nein« rechnen! ______ 0 – 1 – 2 – 3 –4
17. Sich nicht immer gleich persönlich angegriffen fühlen. ______ 0 – 1 – 2 – 3 –4
18. Nicht provozierend und verletzend sein! ______ 0 – 1 – 2 – 3 –4
19. Sachlich bleiben. ______ 0 – 1 – 2 – 3 –4
20. Nicht nachtragend sein. ______ 0 – 1 – 2 – 3 –4
21. Nicht für alles Erklärungen und Rechenschaft fordern. ______ 0 – 1 – 2 – 3 –4
22. Geduldig sein. ______ 0 – 1 – 2 – 3 –4
23. Kompromissbereitschaft zeigen. ______ 0 – 1 – 2 – 3 –4
24. Musik nur in Zimmerlautstärke. ______ 0 – 1 – 2 – 3 –4
25. Ruhe- und Erholungsbedürfnis der anderen akzeptieren. ______ 0 – 1 – 2 – 3 –4
26. Bei Freizeitunternehmungen andere zum Mitmachen animieren – darauf achten, niemanden auszuschließen. ______ 0 – 1 – 2 – 3 –4
27. Keine Diskriminierung gegenüber »Ausländern« oder Deutschen anderer ethnischer Herkunft. ______ 0 – 1 – 2 – 3 –4
28. Sexistische Äußerungen und anzügliche Bemerkungen unterlassen. ______ 0 – 1 – 2 – 3 –4

Literatur

Zitierte Literatur

Bachmann M (1993) Rückfallmodell – fehlende Krankheitseinsicht/ Wachsamkeit. Unveröffentl. Manuskript. Bernhard-Salzmann-Klinik, Gütersloh

Bachmann M (1999) Therapie der Spielsucht. In: Poppelreuter S, Gross W (Hrsg) Stoffungebundene Suchtformen. Beltz PVU, Weinheim, S 17–41.

Bachmann M (2004) Therapie der Spielsucht. psychomed 16/3: 154–158.

Baetz B (2002) Sucht und Migration. In: Deutsche Hauptstelle gegen Suchtgefahren (Hrsg) Jahrbuch Sucht 2002. Neuland, Geesthacht, S 182–192.

Bauer J (2006) Beziehungen: Der Motor unseres Lebens. Psychologie heute, 10: 20–25.

Beck AT, Wright FD, Newman CF, Liese BS (1997) Kognitive Therapie der Sucht. Beltz PVU, Weinheim

Bühringer G, Kraus L (1999) Epidemiologie des Gebrauchs psychoaktiver Substanzen und substanzbezogener Störungen in Deutschland. In Höfling S (Hrsg) *Kampf gegen Sucht und Drogen* (Berichte und Studien). Hanns-Seidel-Stiftung e.V., München, S 15–48

Dilling H, Mombour W, Schmidt MH (1991) Internationale Klassifikation psychischer Störungen: ICD-10, Kapitel V (F). Klinisch-diagnostische Leitlinien. Huber, Bern

Elsesser K, Sartory G (2001) Medikamentenabhängigkeit. Reihe: Fortschritte der Psychotherapie, Bd. 12. Hogrefe, Göttingen

Ferstl R, Bühringer G (1991). Störungen durch psychotrope Substanzen: Intervention. In: Perez M, Baumann U (Hrsg) Klinische Psychologie. Huber, Bern, S 322–334

Fliegel St, Kämmerer A (2006) Psychotherapeutische Schätze. dgvt, Tübingen

Glaeske G, Jahnsen K (2002) GEK-Arzneimittel-Report. Asgard-Verlag, St. Augustin

Grawe K, Donati R, Bernauer F (1994) Psychotherapie im Wandel. Von der Konfession zur Profession. Hogrefe, Göttingen

Hasin D, Endicott J, Lewis C (1985). Alcohol and drug abuse in patients with affective syndromes. Comprehensive Psychiatry, 26: 283–295

Hoffmann F, Glaeske G (2006) Neugebrauch von Benzodiazepinen und das Risiko einer proximalen Femurfraktur. Eine Case-crossover-Studie. Z Gerontol Geriatr 39(2): 143–148

Körkel J, Lauer G (1992). Der Rückfall des Alkoholabhängigen: Einführung in die Thematik. In: Körkel J (Hrsg) Der Rückfall des Suchtkranken. Springer, Berlin Heidelberg New York Tokio, S 6–122

Körkel J, Schindler C (2003) Rückfallprävention mit Alkoholabhängigen. Ein strukturiertes Trainingsprogramm. Springer, Berlin Heidelberg New York Tokio

Kraus L, Bauernfeind R (1998) Repräsentativerhebung zum Konsum psychoaktiver Substanzen bei Erwachsenen in Deutschland 1997. *Sucht 44* (Sonderheft 1): 3–82

Kraus L, Augustin R, Orth B (2005) Illegale Drogen, Einstiegsalter und Trends. Ergebnisse des Epidemiologischen Suchtsurveys 2003. Sucht 51 (Sonderheft 1): 19–28

Kraus L, Pfeiffer-Gerschel T, Pabst A (2008) Cannabis und andere illegale Drogen: Prävalenz, Konsummuster und Trends. Ergebnisse des Epidemiologischen Suchtsurveys 2006. Sucht 54 (Sonderheft 1): 16–25

Küfner H (1981) Zur Persönlichkeit von Alkoholabhängigen. In: Knischewski E (Hrsg) Alkoholismustherapie. Nicol, Kassel, S 23–40

Küfner H (2003) Die Zeit danach. Hard Röttger, München

Levy LH, Knight BG, Padset VP, Wollert RW (1977). Patterns of help-giving in self-help-groups. American Psychological Association Meetings. Unveröffentl. Manuskript

Lindenmeyer J (2005a) Lieber schlau als blau. Beltz PVU, Weinheim

Lindenmeyer J (2005b) Alkoholabhängigkeit Reihe: Fortschritte der Psychotherapie, Bd. 6, 2., überarb. Aufl. Hogrefe, Göttingen

Marlatt GA (1979) A cognitive-behavioral model of the relapse process. In: Krasnegor N (ed) Behavioral analysis and treatment of substant abuse. National Institute on Drug Abuse Research Monograph Series 25. Government Printing Office, Washington/DC, pp 191–200

Marlatt GA (1985) Relapse prevention: theoretical rationale and overview of the model. In: Marlatt GA, Gordon JR (eds) Relapse prevention: Maintance strategies in the treatment of addictive behaviours. Guilford, New York, pp 3–70

Meyer G, Bachmann M (2005) Spielsucht. Ursachen und Therapie. Springer, Berlin Heidelberg New York Tokio

Moeller ML (1978) Selbsthilfegruppen. Rowohlt, Reinbek

O'Brien CP, O'Brien TJ, Mintz J, Brady JP (1975) Conditioning of narcotic abstinence symptoms in human subjects. Drug and Alcohol Dependence, 1: 115–123

Prochaska JO, Diclemente CC, Norcross JC (1992) In search of how people change: Application to addictive behaviors. American Psychologist, 47: 1102–1114

Sachse R (1990) Dialog zwischen ExpertInnen oder das Ergänzungsverhältnis von Verhaltenstherapie, kognitiver Therapie und Gesprächspsychotherapie. Verhaltenstherapie und psychosoziale Praxis, 22: 167–198

Sandahl C (1984) Determinants of relapse among alcoholics: A cross-cultural replication study. International Journal of the Addictions, 19: 833–848

Scholz H (1983) Der Rückfall in der Alkoholabhängigkeit: Auslösende Faktoren und Prävention. Neuropsychiatrica Clinica, 2: 209–221

Siegel S (1976) Morphine analgestic tolerance: its situation specificity supports Pavlovian conditioning model. Science, 193: 323–325

Soyka M, Queri S, Küfner H, Rösner S (2005) Wo verstecken sich 1,9 Millionen Medikamentenabhängige? *Nervenarzt, 76*(1): 72–77

Steiner GM, Perry P (1999) Emotionale Kompetenz. dtv, München

Wittchen H-D, Essau CA, v Zerssen D, Krieg C, Zaudig M (1992) Lifetime and sixmonth prevalence of mental disorders in the Munich follow-up study. European Archives of Psychiatry and Clinical Neuroscience, 241: 247–258

Weiterführende Literatur

Bachmann M (1985) Süchtiges Verhalten und Essstörungen. In: Brakhoff J (Hrsg) Essstörungen. Ambulante und stationäre Behandlung. Lambertus Verlag, Freiburg, S 41–64

Bachmann M (1989) Spielsucht. Krankheitsmodell, Therapiekonzept und stationäre Behandlungsergebnisse. Suchtgefahren, 35: 56–64

Bachmann M (1992) Alkoholismus, Magersucht und Bulimia nervosa – Parallelen bei der Krankheitsgenese und dem therapeutischen Vorgehen. Dissertation. Universitätsverlag, Bochum.

Bachmann M (1998) Glücksspielsucht – Therapie am Beispiel der Bernhard-Salzmann-Klinik. Theorie und Praxis der Sozialen Arbeit, 2: 64–67

Bachmann M (2000) Therapie der Spielsucht. In: Poppelreuter S, Gross W (Hrsg) Nicht nur Drogen machen süchtig. Entstehung und Behandlung von stoffungebundenen Süchten. Beltz PVU, Weinheim, S 17–42

Bachmann M (2004) Kinder von Spielsüchtigen. Abhängigkeiten, 10/1: 50–62

Bachmann M, El-Akhras A (2008) Die Behandlung pathologischen Glücksspiels. In: Gebhardt I, Grüsser-Sinopoli SM (Hrsg) Glücksspiel in Deutschland. DeGruyter, Berlin, S 575–595

Hayer T, Bachmann M, Meyer G (2005) Pathologisches Spielverhalten bei Glücksspielen im Internet. Wiener Zeitschrift für Suchtforschung, 29–41

Körkel J, Schindler L (2009) Rückfallprävention mit Alkoholabhängigen. Ein strukturiertes Trainingsprogramm. Springer, Berlin Heidelberg New York Tokio

Meyer G, Bachmann M (1993) Glücksspiel. Wenn der Traum vom Glück zum Alptraum wird. Springer, Berlin Heidelberg New York Tokio

Michel G, Oberdieck H, Steiner G (2007) Die Kunst, sich miteinander wohl zu fühlen. Emotionale Kompetenz in Familie und Partnerschaft. Junfermann Verlag, Paderborn

Schuler P, Baumeister H (1999) Kognitive Verhaltenstherapie bei Alkohol- und Medikamentenmissbrauch. Beltz PVU, Weinheim

Seidel W (2004) Emotionale Kompetenz. Gehirnforschung und Lebenskunst. Spektrum akademischer Verlag, Heidelberg

Printing and Binding: Stürtz GmbH, Würzburg